Zebo Tajieva
Laylo Yuldosheva

NEFROPATIA DISMETABÓLICA EM CRIANÇAS

Zebo Tajieva
Laylo Yuldosheva

NEFROPATIA DISMETABÓLICA EM CRIANÇAS

Monografia: Melhorar o sistema de prevenção da nefropatia dismetabólica em crianças em idade pré-escolar e escolar

ScienciaScripts

Imprint

Cover image: www.ingimage.com

This book is a translation from the original published under ISBN 978-620-8-11859-4.

Publisher:
Sciencia Scripts
is a trademark of
Dodo Books Indian Ocean Ltd. and OmniScriptum S.R.L publishing group

120 High Road, East Finchley, London, N2 9ED, United Kingdom
Str. Armeneasca 28/1, office 1, Chisinau MD-2012, Republic of Moldova, Europe
Printed at: see last page
ISBN: 978-620-8-17460-6

MELHORIA DO SISTEMA DE PREVENÇÃO DA NEFROPATIA DISMETABÓLICA EM CRIANÇAS EM IDADE PRÉ-ESCOLAR E ESCOLAR MONOGRAFIA

URGENCH- 2024

UDK: 613.12. /2.035. /2.038. 614.445. /777. 616.633.461.2 . /857.5.

Contribuintes:
Tajieva Zebo Bahodirovna - doutorada, professora sénior do departamento de Pediatria e Enfermagem Avançada, filial de Urganch da TMA.
Yuldosheva Laylo Odilbek qizi - é estudante da Faculdade de Pediatria, secção de Urganch da TMA.

Melhoria do sistema de prevenção da nefropatia dismetabólica em crianças em idade pré-escolar e escolar. / Monografia / - Urgench: 2024.
- 106 p.

Esta monografia analisa a prevalência de doenças renais nas crianças, bem como o efeito positivo da medicina uralesiana e dos produtos regionais na normalização das principais funções dos rins, como resultado de uma utilização complexa em conjunto com alimentos dietéticos concebidos para prevenir doenças e melhorar a saúde das crianças.
A monografia destina-se a professores de medicina, doutorandos, mestrandos, estudantes, estagiários de cursos de formação avançada e profissionais de saúde do ensino superior.

Revisores:
Ermatov Nizom Jumakulovich - Chefe do Departamento de Higiene das Crianças, Adolescentes e Nutrição TMA, Professor Associado, Doutor em Ciências Médicas
Alymukhamedova Munavarra Rashidovna - Chefe do Departamento de Pediatria da secção de Urgench da TMA, Docente, Candidata a Ciências Médicas.

INTRODUÇÃO

As doenças do sistema urinário nas crianças estão a tornar-se rapidamente num dos problemas mais prementes do mundo. De acordo com a OMS, as complicações das doenças renais são de grande importância para o sistema de saúde pública em todos os países, tendo-se verificado que estão relacionadas com a área de residência, o estilo de vida, o sexo, a idade, o estado nutricional da população e constituem uma ameaça para a vida de crianças e adultos sob a influência de factores ambientais. Segundo os autores, "...em áreas poluídas com tóxicos industriais ou agrícolas, a nefropatia dismetabólica ocorre numa em cada três crianças e aumenta com a idade...". Apesar dos progressos realizados no tratamento da nefropatia dismetabólica (NDM) na criança, esta está a tornar-se um dos problemas mais urgentes da medicina prática. Estão a ser realizadas várias investigações científicas especializadas em todo o mundo para melhorar os aspectos clínico-patogenéticos da doença, bem como o diagnóstico e o tratamento de crianças e adolescentes com doenças renais que vivem em locais ambientalmente desfavorecidos. Neste sentido, estão a ser realizados estudos nas áreas prioritárias da correlação das alterações dos indicadores do estado funcional dos rins em crianças, do nível de sais na urina no desenvolvimento de complicações da nefropatia dismetabólica, da correlação dos indicadores clínicos e laboratoriais na formação e evolução da nefropatia por oxalato, da função renal, das alterações hemodinâmicas e da melhoria dos critérios de diagnóstico precoce da doença. Esta monografia descreve uma coleção de procedimentos destinados à deteção, tratamento e prevenção bem sucedidos de várias doenças e anomalias renais, bem como de alterações que ocorrem no corpo das crianças. Esta monografia permite a implementação de acções higiénicas e preventivas destinadas a restaurar e melhorar o estado de saúde das crianças com doenças renais que vivem no território da ilha de Aral.

CAPÍTULO I

PROBLEMAS DIFÍCEIS DE DIAGNÓSTICO E TRATAMENTO DA NEFROPATIA DISMETABÓLICA EM CRIANÇAS

A abordagem regional da aprendizagem para avaliar e melhorar a saúde das crianças é uma das orientações científicas e práticas mais significativas da pediatria social e da organização dos cuidados de saúde. A sua construção é determinada por factores climático-geográficos, ecológicos e económicos, movimentos populacionais, caraterísticas étnicas e socioculturais e variações significativas na base material e tecnológica das instituições médicas por região.
A nefropatia dismetabólica (DMN) em crianças são alterações estruturais e funcionais que se desenvolvem com base em doenças metabólicas nos rins e são acompanhadas por cristalúria. A nefropatia dismetabólica em crianças pode manifestar-se clinicamente por prurido alérgico e cutâneo, edema, dores nas costas, hipotensão e alterações na composição da urina. A nefropatia dismetabólica é normalmente o primeiro diagnóstico da síndrome urinária generalizada; o diagnóstico alargado inclui o exame ultrassonográfico dos rins e a análise bioquímica da urina. O tratamento da nefropatia dismetabólica em crianças é efectuado tendo em conta os seus períodos e tipo e inclui dieta, correção de distúrbios metabólicos com medicamentos e sinais físico-químicos da urina, métodos de tratamento com sumos de plantas naturais obtidos a partir de plantas. A classificação da nefropatia dismetabólica em crianças divide-se de acordo com o teor de sais da seguinte forma: cristalúria de oxalato de cálcio (85-90%); cristalúria de fosfato (3-10%); cristalúria de urina (5%); cristalúria de cistina (3%); cristalúria mista (oxalato-fosfato-urato).

§1.1. Epidemiologia e prevalência da nefropatia por oxalato em crianças

Os dados de vários estudos populacionais revelam um aumento do número de doentes com doenças do sistema urinário (UTS). Em particular, os defeitos congénitos dos rins e as nefropatias dismetabólicas conduzem a elevadas taxas de crescimento e a alterações na estrutura dos rins.
Apesar das conquistas dos investigadores e cientistas no tratamento da nefropatia dismetabólica em crianças nos últimos anos, a melhoria dos métodos de tratamento, a prevenção das consequências mais graves da doença e a introdução de medidas preventivas eficazes continuam a ser um dos problemas mais urgentes da nefrologia pediátrica moderna.
Alguns cientistas acreditam que a cristalúria de oxalato de cálcio é um modelo ambiental de nefropatia dismetabólica.

Segundo vários autores, a variabilidade na prevalência da cristalúria de oxalato de cálcio e da nefropatia dismetabólica baseia-se nas diferenças das condições ambientais do local onde as crianças vivem, e o aumento de 31,4% baseia-se nisso.

De acordo com dados científicos realizados na Federação Russa, a prevalência da nefropatia dismetabólica na população infantil é de 1,4:1000, e está provado que tende a aumentar devido à deterioração da situação ambiental. O problema da nefropatia dismetabólica esporádica é um dos problemas mais comuns em pediatria e nefrologia infantil atualmente. Este facto deve-se à elevada prevalência da doença na população, bem como à possibilidade da sua ocorrência antes do desenvolvimento de urolitíase ou nefrite intersticial.

Nas fases iniciais da DMN em crianças, a doença passa sem sintomas clínicos óbvios, é necessário identificar ativamente (com base no controlo do dispensário) os grupos de risco e as crianças com sintomas iniciais da doença, a fim de tomar medidas preventivas. É de notar que a propagação das doenças DMN e SIT ocorre, em primeiro lugar, em regiões ecologicamente desfavoráveis.

A Associação Europeia de Urologistas salienta a necessidade de identificação obrigatória de factores de risco metabólicos em doentes com ITU, bem como a necessidade de implementar medidas de tratamento preventivo específicas e não específicas em pessoas com doenças do sistema urinário.

A causa mais comum de urolitíase nas doenças metabólicas é a hipercalciúria, que ocorre em 30-40% dos doentes, seguida da hiperoxalúria.

Processos dismetabólicos semelhantes, sob a forma de perturbações específicas, podem ser detectados em doentes que ainda não foram diagnosticados com cálculos de vários graus no sistema urinário.

Atualmente, a prevalência de pielonefrite em crianças que vivem na Federação Russa varia entre 4,8 e 35,1 por 1000 crianças doentes, de acordo com diferentes autores.

A mais comum das doenças metabólicas é a pá e o desenvolvimento de cristais que danificam os rins devido à violação do processo de troca de ácidos úricos, que causa doenças renais crónicas em crianças e leva ao desenvolvimento de complicações graves. Um aumento da sua quantidade na urina leva à formação de inflamação intersticial, ao aparecimento de nefrite intersticial, e a adição de infeção agrava o curso da doença. Portanto, é necessário considerar a pielonefrite em crianças com dismetabolismo e cristalúria como dois processos inter-relacionados, ou seja, a cristalúria, que danifica os vasos dos rins e néfrons e é propensa à infeção, como resultado de um agente infecioso que contribui para a formação de focos escleróticos no parênquima, leva a uma diminuição da função renal e à formação de doença renal crônica.Na patologia do sistema urinário, as doenças congénitas e hereditárias ocupam um lugar de destaque e são latentes, entre as quais as nefropatias dismetabólicas representam uma grande parte. Entre as nefropatias dismetabólicas associadas a perturbações do metabolismo água-sal, fósforo-cálcio e outros tipos de metabolismo, é dada especial atenção à nefropatia dismetabólica com cristalúria de oxalato de cálcio. De acordo com muitos autores, a nefropatia por oxalato da nefropatia dismetabólica pode desenvolver-se até 31,4% devido a diferenças nas condições ambientais do local de residência das crianças.

As análises clínicas e genéticas da doença mostraram que, de acordo com o BTK, os casos de nefropatia por oxalato na área endémica estão frequentemente associados a patologia funcional, em que a percentagem de factores genéticos era de cerca de 60%, factores ambientais - 40%.

A nefropatia dismetabólica é um grande grupo de nefropatias com etiologia e patogénese diferentes, cujo desenvolvimento está associado ao desenvolvimento de doenças metabólicas. A patologia metabólica pode causar uma alteração do estado funcional dos rins ou alterações estruturais ao nível de vários elementos do nefrónio. Frequentemente, em pediatria, o termo nefropatia dismetabólica é entendido como nefropatias multifactoriais de herança poligénica baseadas na instabilidade das membranas celulares.

Nos últimos anos, de acordo com os resultados dos dados estatísticos, verificou-se que as doenças metabólicas nos rins estão generalizadas. A nefropatia dismetabólica na estrutura do sistema urinário em crianças varia entre 27% e 64%, na prática diária de um pediatra, a síndrome das doenças metabólicas na urina é observada em quase todos os terceiros doentes.

Ao estudar as caraterísticas clínicas e patogénicas da formação de nefropatia dismetabólica relacionada com a idade em crianças, verificou-se que viver em áreas com elevados factores antropogénicos aumenta a probabilidade de desenvolvimento de DMN em 2 vezes. A este respeito, investigadores e cientistas provaram que a utilização de água potável filtrada pela população em zonas industriais pode ser utilizada como medida de prevenção do desenvolvimento da nefropatia por oxalato de cálcio em crianças.

Observa-se um aumento acentuado do número de doenças renais entre crianças e adolescentes, juntamente com o impacto negativo do ambiente de vida, a violação de competências higiénicas, nutrição de qualidade, bem como o aumento do número de doenças infecciosas e somáticas sob a influência de vários factores. Isto exige a realização de investigação neste domínio.

§1.2. Risco de desenvolver nefropatia por oxalato em crianças

Muitos factores externos e internos podem contribuir para o desenvolvimento da nefropatia dismetabólica. Em alguns casos, os processos metabólicos no corpo da criança são perturbados devido às complicações de doenças agudas e crónicas que a mãe teve durante a gravidez. A importância da nefropatia dismetabólica e das doenças renais hereditárias na etiologia do desenvolvimento da pielonefrite crónica é inegável. Mais tendências genéticas, a nefropatia dismetabólica (55,2%) e a pielonefrite crónica (52,4%) foram encontradas como causas de doenças do sistema urinário.

As análises observadas mostram que o desenvolvimento de pielonefrite crónica em crianças se desenvolve devido à influência de doenças dismetabólicas e factores negativos no período neonatal, a formação de factores de risco durante o período de parto e a sua base combinada. Ao mesmo tempo, a gravidez complicada foi detectada em 92,7% das mães.

O fator mais estudado no desenvolvimento da nefropatia dismetabólica em crianças é a influência de toxinas exógenas, ou seja, metais pesados, pesticidas, que entram no corpo das crianças que vivem em regiões ecologicamente desfavoráveis, e também se desenvolvem durante o período de adaptação ao processo de mudanças nas estações do ano ecologicamente desfavoráveis. Este tipo de nefropatia dismetabólica é designado por eco-nefropatia.

A nefropatia dismetabólica e uma diminuição da atividade mitocondrial são observadas em crianças com doenças hereditárias, especialmente com síndrome de hipoxia. Um aumento significativo da atividade dos processos de peróxidos é um fator de risco para o aumento do ácido úrico e da sua cristalização (formação de cálculos).

A caraterística mais perigosa da nefropatia dismetabólica é a ocorrência de choque térmico como resultado do aquecimento súbito do ar no verão em áreas ambientalmente desfavoráveis (Uzbequistão, Daguestão, etc.), e os cristais de ácido úrico, ou seja, cristais grandes e concentrados, constituem 80-90% da urina das crianças. A perturbação da capacidade dos rins para metabolizar a hormona paratiroide e a sua retenção no sistema circulatório leva a um aumento do pH da urina (reação alcalina), que precipita cristais como os fosfatos de amónio e magnésio. Estes cristais são frequentemente encontrados na urolitíase, que é uma das manifestações da nefropatia dismetabólica.

No Tajiquistão, G. Sattorov (2007) identificou os indicadores regionais da prevalência de patologia renal em crianças na investigação apresentada. A incidência média de nefropatia dismetabólica e urolitíase foi de 11,2 por 1000 crianças. O autor determinou a saúde e o estilo de vida das crianças, o facto de os seus pais e avós sofrerem de doenças do sistema urinário e a influência significativa de 13 factores de risco médicos e sociais nas doenças do sistema urinário, que provaram ser a causa dos SIT na determinação do desenvolvimento e da evolução clínica das patologias do sistema urinário nas crianças. A nefropatia por oxalato (oxalúria) na criança é uma nefropatia causada por consequências patogénicas e hereditárias, que se manifesta na instabilidade da citomembrana familiar da patologia do metabolismo do cálcio e do ácido oxálico (oxalato). No seu desenvolvimento, as quantidades excessivas de vitaminas A, V6, E, magnésio, potássio, vitamina D no tratamento do raquitismo ou a administração irregular a longo prazo de soluções alcoólicas de vitamina D conduzem a alterações na troca de fosfato de cálcio, no parênquima renal, na membrana e na estrutura enzimática. Isto apresenta um quadro clássico de hipervitaminose D com DMN. Está provado que a nefropatia por oxalato é generalizada em resultado do aumento do consumo de produtos alimentares que contêm uma grande quantidade de ácido shavel e de algumas doenças desenvolvidas no organismo, ou seja, doenças endócrinas, doença de Crohn, enterite, colite, pancreatite crónica, discinesia biliar, diabetes, pielonefrite e doenças oncológicas

doenças. As causas endógenas da nefropatia dismetabólica incluem indicadores como a biossíntese elevada de oxalato, hiperuricemia, perturbação do metabolismo da cistina, fosfatúria, diabetes mellitus, perturbação do metabolismo das vitaminas, nefropatia isquémica, hiperparatiroidismo, alterações na quantidade de electrólitos. As causas exógenas da doença incluem a dieta regional e a sua composição, vários hábitos nocivos, ecopatógenos (cádmio, chumbo, urânio, solventes orgânicos), substâncias medicinais, caraterísticas climáticas do ambiente de vida. A cristalúria persistente baseia-se na violação do metabolismo do cálcio a nível celular, que ocorre em combinação com a diátese salina existente.

O magnésio desempenha um papel importante no metabolismo dos sais de oxalato no corpo das crianças. É um ativador de muitas enzimas, afecta a libertação de ácido oxálico e aumenta a solubilidade do fosfato de cálcio, bem como impede a cristalização.

A hiperoxalúria primária é uma doença autossómica recessiva baseada em mutações genéticas, que provoca o aumento e a excreção de oxalato e de sais de cálcio insolúveis, o que, por sua vez, leva ao desenvolvimento precoce de nefrocalcinose e de urolitíase recorrente.

Em crianças saudáveis, são normalmente excretados na urina pequenos cristais de sais de 0,03-0,055 microns, que não prejudicam os tecidos renais (na maioria das vezes são oxalatos e fosfatos voláteis). O sedimento da urina contém cristais e, se o seu tamanho for superior a 12 microns, podem danificar os órgãos do sistema urinário. Três factores principais desempenham um papel importante na formação de cristais, incluindo a elevada saturação do fluido dos túbulos renais, a diminuição da atividade dos inibidores da supersaturação. O par de iões, ou seja, anião e catião (oxalato e cálcio) desempenha um papel importante na formação de cristais. A saturação da urina com vários iões leva à sua acumulação sob a forma de cristais e ao seu subsequente aumento. No desenvolvimento deste processo, o grau de desidratação do organismo desempenha um papel muito importante. Este processo também é afetado pelo ambiente de pH da urina, o que leva a um aumento da concentração de iões na urina juntamente com a sua rápida produção.

Na prática da pediatria, no desenvolvimento de cristais e no DMN, assume uma grande parte (70% - 90%) quando combinado com cálcio. 75-80% deles são identificados com sais de oxalato, 5% com sais de urato, 2-3% com cistina e 5-15% com cristais de fosfato contendo ião amónio, magnésio e cálcio.

A hiperoxalúria primária é uma doença hereditária, que indica uma perturbação genética do processo metabólico do ácido glioxílico no organismo. A hiperoxalúria primária inclui dois tipos distintos. Como resultado de um aumento acentuado da biossíntese de oxalatos em todos os tecidos fora dos pulmões, caracteriza-se pela formação de cálculos (nefrolitíase) e pelo desenvolvimento de insuficiência renal, combinada com sais de oxalato de cálcio. A doença é herdada de forma autossómica recessiva, mas também são conhecidos casos de herança dominante. Os sintomas da doença manifestam-se na primeira infância e conduzem à oxalose. As crianças apresentam cólicas renais, hematúria maciça e oxalatúria na urina. O diagnóstico da oxalatúria primária é efectuado por método bioquímico, as suas manifestações clínicas são consistentes e confirmadas com nefro- e urolitíase. As sombras dos cristais de oxalato de cálcio são encontradas nos lóbulos renais, no parênquima, na radiografia e no exame UTT.

Um aumento da síntese de sais de oxalato no organismo pode estar associado ao consumo de produtos que contêm muito ácido de xisto (cenouras, espinafres, tomates, chocolate, café) quando a digestão é perturbada devido a doenças crónicas do sistema gastrointestinal. Observa-se também em casos de excesso de sais de oxalato no organismo, de carência de piridoxina, de intoxicação por etilenoglicol e após operações intestinais (ileostomia). Nos últimos anos, foi demonstrado na literatura que a nefropatia por oxalato é um grupo de nefropatias hereditárias poligénicas e multifactoriais associadas a uma perturbação do metabolismo do ácido de xisto. A patologia baseia-se geralmente num processo membranopatológico de carácter familiar.

Os autores que realizaram um estudo científico em São Petersburgo concordaram que a avaliação do nível de leucocitúria e a presença ou ausência de bacteriúria não é suficiente para avaliar o estágio da inflamação tubulointersticial. O grupo de risco para a recorrência e formação crónica do processo inclui crianças nascidas com baixo peso corporal, doentes com excesso de peso e obesos, diabetes em familiares próximos, obesidade, doença dos cálculos urinários, formas precoces de hipertensão arterial, patologia crónica do sistema digestivo. É o que acontece.
Este grupo necessita de um acompanhamento a longo prazo durante a remissão clínica e laboratorial. A formação local de cristais de oxalato nos rins está associada à destruição dos fosfolípidos das membranas celulares, resultando na formação de substâncias oxalatadas (serina), bem como de fosfatos, com os quais o cálcio forma sais insolúveis.
Por isso, é de particular importância estudar os principais mecanismos etiopatogénicos da formação das doenças dos SIT e da nefropatia dismetabólica nas crianças, a sua prevalência, os vários factores de risco e as suas graves consequências.
Tendo em conta o que precede, o Comissário sublinhou a necessidade de um diagnóstico precoce da doença, de um tratamento eficaz e do desenvolvimento de medidas preventivas.

§1.3. Visão moderna do diagnóstico da nefropatia dismetabólica com cristalúria de oxalato de cálcio

Na maioria dos casos, a nefropatia por oxalato é descoberta acidentalmente em crianças. A doença pode ser a causa de várias doenças crónicas ou desenvolver-se devido a outras doenças. Muitas vezes, os pais notam que a produção diária de urina da criança é baixa e que está saturada com uma grande quantidade de sais. No estudo, verificou-se que as perturbações disuricas nas crianças são acompanhadas por dores repetidas no abdómen ou nas costas. A ocorrência frequente de processos inflamatórios infecciosos no sistema de produção de urina, em consequência de doenças metabólicas, foi descrita numa série de trabalhos científicos.
A capacidade anti-cristalizante da urina em relação ao oxalato de cálcio é analisada em crianças que estão a ser tratadas em hospitais devido à doença e cuja quantidade de sais de oxalato na urina é superior à norma. A urina em pó permite avaliar a atividade dos processos de peroxidação lipídica das citomembranas. Devido à doença, em algumas crianças, durante o exame ultrassonográfico dos rins, detecta-se o reflexo das sombras dos cristais nos cálices e nos lóbulos.

Uma das formas mais convenientes de controlar o estado elementar na prática clínica é determinar a concentração dos principais macroelementos, incluindo o magnésio, no soro sanguíneo. No entanto, se for detectada hipomagnesemia (menos de 0,74 mmol/l (de acordo com as recomendações da OMS, 1994)), o diagnóstico de deficiência de magnésio pode ser feito com confiança. No grupo de crianças com pielonefrite crónica, 16% dos doentes apresentavam um aumento do magnésio no sangue. No grupo de crianças com nefropatia dismetabólica e no grupo de controlo, não foi observada hipomagnesemia.
Foram observadas alterações no metabolismo do fósforo-cálcio, ou seja, desenvolvimento de osteopenia e osteoporose nos ossos de crianças diagnosticadas com oxalose.
Num estudo realizado por B. Behnke (2011), a densidade mineral óssea (DMO) foi avaliada através de tomografia computorizada do rádio distal em crianças com hiperoxalúria hereditária primária. Participaram no estudo 10 crianças com hiperoxalúria hereditária primária. Segundo o autor, foi recomendada terapia sindrómica conservadora para 7 crianças e hemodiálise para 3 crianças. Como resultado, os estádios SBK e GFT não são apresentados. Com base nos resultados do estudo, o autor analisou os resultados do aumento dos indicadores de densidade óssea (em comparação com crianças saudáveis) e o desenvolvimento de insuficiência renal crónica em crianças com hiperoxalúria hereditária primária e atividade glomerular normal.
No trabalho de investigação de T.V. Mikhaylov (2011), a incidência de osteopenia em crianças com nefropatia dismetabólica foi de 45%. Os autores não especificaram quais as nefropatias dismetabólicas observadas nos doentes, o que constitui um problema para o tratamento. L.A. Um outro estudo de Osipova encontrou uma síndrome osteopénica em 49 de 108 crianças com cristalúria de oxalato de cálcio.
Nas crianças, os primeiros sintomas de nefropatia dismetabólica, cristalúria de oxalato-cálcio, são detectados acidentalmente, na maioria dos casos, aos 3-4 anos de idade. Em 50% dos casos, os sinais clínicos da doença manifestam-se por hipotensão arterial, sintomas de distonia vascular - dores de cabeça frequentes, diminuição da frequência cardíaca e da pressão arterial. É acompanhada de dores no abdómen e nas costas. Juntamente com estes sintomas, a criança tem um aumento de peso, sudação profusa e diminuição da produção de urina, sintomas de perturbação da parte hipotalâmica-diencefálica, notam-se inchaços. Basicamente, durante o dia, presta-se atenção à diminuição da quantidade de urina nas crianças e ao aumento da sua densidade. A nefropatia dismetabólica com cristalúria de oxalato-cálcio é caracterizada por uma síndrome de urina mista, acompanhada por hematúria de vários graus,

proteinúria, frequentemente com microproteinúria. Observam-se cristais de oxalato na urina, frequentemente sob a forma de grandes e pequenos cristais agregados. Todos os doentes apresentam sinais de instabilidade da citomembrana, manifestada não só pela cristalúria de oxalato de cálcio, mas também por hiperoxalúria, aumento da excreção urinária de etanolamina e lípidos. Caracteriza-se por uma diminuição da capacidade anti-cristalizante para evitar a formação de cristais na urina, que está associada a uma diminuição da quantidade de estabilizadores naturais (pirofosfatos, polifosfatos, ATF, etc.) na urina.

T.B. Agievich (2014) realizou um estudo científico de 76 pacientes com nefropatia por oxalato numa abordagem abrangente do estudo da síndrome osteopénica em crianças. O autor distingue duas variantes de distúrbios do metabolismo ósseo em crianças com nefropatia por oxalato. A primeira é a compensada, que se caracteriza por um aumento da reabsorção óssea e da osteogénese, ou por um predomínio da reabsorção e uma grande dispersão dos processos de osteogénese. A segunda é a descompensada, na qual se observa o predomínio dos processos de reabsorção óssea sobre a osteogénese. As crianças com nefropatia por oxalato têm valores mais normais de densidade mineral óssea (DMO), mas com o aumento das recaídas com hiperoxalúria (mais de 5 vezes por ano), o grau de diminuição da DMO aumenta. A duração da doença não afectou o nível de alteração da SMZ.

E.G. Na sua investigação, Kuznetsova (2007) estudou o estado dos macro e micronutrientes em crianças com pielonefrite crónica e nefropatia dismetabólica. Em crianças com doença renal, foi determinada a prevalência dos níveis de macro e micronutrientes no cabelo, em crianças com nefropatia dismetabólica, a deficiência de boro manifesta-se por desequilíbrio, deficiência latente de magnésio, deficiência profunda de selénio e sódio, e em crianças com pielonefrite crónica, deficiência de micronutrientes (cobalto, selénio, crómio, manganês). Há uma deficiência oculta de ferro e magnésio, um excesso de cobre e chumbo. Na pielonefrite crónica, o rácio Ca/Mg, Na/Mg e o rácio tóxico Mg/P diminuem. No desenvolvimento de cristalúria de oxalato em crianças e adolescentes, os dados obtidos pelos autores enfatizam a necessidade de diagnóstico e tratamento de vários graus de doença renal.

§1.4. Aspectos modernos do tratamento e prevenção da nefropatia por oxalato em crianças

A eficácia suficiente dos métodos padrão de tratamento e os efeitos adversos a longo prazo dos medicamentos no organismo, a segurança médica, a elevada eficácia do tratamento e o efeito etiopatogénico multifacetado conferem especial importância à procura de novos agentes terapêuticos.

Para além dos efeitos medicinais, a utilização de métodos de tratamento não medicinais é promissora, entre os quais o método de tratamento que utiliza factores de cura naturais pode ocupar um lugar de destaque. A investigação a longo prazo de cientistas locais e estrangeiros provou a elevada eficácia dos métodos de tratamento de reabilitação que utilizam factores de cura naturais que previnem e restauram a homeostasia e corrigem as alterações causadas pela doença. Os principais critérios para a terapia da oxalúria incluem a ingestão elevada de líquidos, a terapia dietética e os estabilizadores de membrana.

Para crianças dos 4 aos 7 anos, a quantidade de líquidos por dia é de 1,5 litros, para crianças com mais de 7 anos - até 2 litros (água e bebidas de fruta, compotas, chá fraco). A quantidade de água em relação ao peso corporal é de 50 ml por dia. Os líquidos devem ser distribuídos de forma a garantir um aumento constante da produção de urina. Recomenda-se a utilização de águas ligeiramente alcalinas e ligeiramente mineralizadas. A quantidade de água é de 5-7 ml / kg de peso corporal durante o consumo, e o curso é de 2 vezes por ano em 2-3 semanas, o que dá um resultado positivo a este tratamento. Os alimentos ricos em oxalato na dieta diária das crianças incluem: cacau, chocolate, verduras, figos, aipo, beterraba, espinafres, salsa, ervilhas verdes, camomila.

Os alimentos ricos em vitamina C: namatak, pimentos doces, groselhas, algas marinhas, laranjas são limitados na doença. Ao mesmo tempo, os produtos com baixo teor de ácido oxálico - couve, bananas, batatas, pepinos, tomates, bulgur vermelho, curgetes - são menos utilizados na dieta diária. Os alimentos à base de batata e couve são prescritos de vez em quando na dieta.

Com base no que precede, a principal recomendação para as nefropatias dismetabólicas consiste em criar uma dieta razoável, completa e variável, sem ter em conta as necessidades relacionadas com a idade do organismo em crescimento, as particularidades do metabolismo afetado e a carga funcional do aparelho tubular. Ao fazer uma dieta, em primeiro lugar, é necessário prestar atenção à composição dos metabolitos das substâncias litogénicas nos alimentos. Vários estudos de investigação demonstraram um efeito positivo de uma dieta enriquecida com magnésio nos cálculos urinários, nomeadamente na oxalúria e nos cálculos mistos de oxalato e urato. Por conseguinte, uma dieta concebida para a nefropatia dismetabólica deve incluir alimentos ricos em magnésio.

É também importante referir que a ingestão de cálcio pode ajudar a reduzir a oxalúria.

B. Hess et al. (2008) demonstraram no seu estudo que a hiperoxalúria causada por um aumento de 20 vezes dos níveis de oxalato em crianças saudáveis podia ser completamente evitada por uma ingestão elevada de cálcio de 4 g/dia.

V.V. Dlin (2008) recomenda a utilização de preparações à base de plantas que contenham cistona, fitolisina ou N Kaneferon. Na prática clínica, é muito conveniente utilizar N Canefron. A eficácia e a segurança dos medicamentos foram comprovadas em estudos clínicos por vários autores. Em particular, num estudo que envolveu 50 crianças com nefropatia dismetabólica, o tratamento com N Kanefron foi mais eficaz do que o tratamento com um complexo de vitaminas (A, E, V6), levando a uma redução mais rápida e significativa da hematúria, hiperoxalúria, calciúria e lipidúria nestes doentes. .

O tratamento medicamentoso consiste principalmente na recomendação de antioxidantes, especialmente A e E. a partir de uma combinação de vitaminas. Vitamina A 1000 UI por dia todas as semanas, vitamina E - 1 mg/kg por dia, mas não mais de 15 mg por dia, foram efectuados cursos de três semanas todos os trimestres. São também utilizados estabilizadores de membrana. Tendo em conta o biorritmo da sua assimilação na primeira metade do dia, recomenda-se um curso de 1 mês de vitamina B - 1-3 mg/kg por dia, um curso de 2-3 semanas. Os medicamentos eficazes incluem medicamentos que estabilizam a membrana - Xidifon, Demiphosphon. Nas crianças, recomenda-se a utilização do medicamento Natural-Kalm (2 semanas).

Ye.Yu. De acordo com Pushkareva (2010), a levocarnitina foi recomendada para prevenir o desenvolvimento do processo patológico em pacientes com DMN numa quantidade fixa durante 30 dias, dependendo da sua idade. T.G. Pukhova (2016) observou que todas as crianças apresentavam síndromes dolorosas, disúricas e urinárias (microhematúria) antes do tratamento. Na dinâmica, observou-se que, no grupo de pacientes que receberam o medicamento, foi observado um desaparecimento completo das manifestações clínicas da doença em todos os casos, a microhematúria não foi observada em cada décimo paciente após o curso do tratamento e o nível de oxalúria diária foi significativamente reduzido. M.V. Kudin, A.D., Saregorodtsev, Yu.N. De acordo com Fedorov (2013), crianças e adultos que vivem na região da indústria do cimento, sem patologia renal, acumulam um elemento tóxico da 1ª categoria - cádmio - no tecido renal, e as pessoas que vivem nesta região foram recomendadas a usar enterosorbent, enterosgel para fins preventivos, e efeitos positivos foram determinados.

Os cientistas russos sublinham que o tratamento das nefropatias metabólicas como doenças polietiológicas deve ser complexo: é necessário influenciar tanto os factores como os mecanismos que afectam a litogénese.

Assim, o estudo dos factores de risco e dos principais mecanismos de etiopatogénese da formação de nefropatia dismetabólica em crianças é de particular importância devido à sua elevada prevalência e consequências graves.

A deteção atempada de cristalúria e a prescrição de uma dieta patogénica juntamente com medicamentos nas fases iniciais da doença previne a nefrolitíase causada pelo desenvolvimento da doença em crianças e cria condições para o crescimento e desenvolvimento saudáveis das crianças.

CAPÍTULO II

MATERIAIS E MÉTODOS PARA A AVALIAÇÃO DA NEFROPATIA DISMETABÓLICA EM CRIANÇAS

§2.1. Caraterísticas gerais das crianças observadas

Durante 2017-2019, 1309 crianças com idades compreendidas entre os 3 e os 15 anos participaram no trabalho de investigação na cidade de Urganch, nos distritos de Shavat, Gurlan e Khiva da região de Khorezm. Foram selecionadas crianças saudáveis que estudavam na organização de educação pré-escolar n.º 30 e na escola secundária geral n.º 5 da cidade de Urganch, que foram submetidas a exames médicos nas policlínicas central e familiar n.º 3 da cidade de Urganch. As crianças selecionadas para a investigação dos distritos de Shavat, Gurlan e Khiva foram submetidas a exames médicos laboratoriais e instrumentais nas policlínicas centrais pertencentes à associação médica distrital. As crianças que foram submetidas a exames médicos foram divididas nos seguintes grupos, com base nas suas caraterísticas anatómicas e fisiológicas: crianças em idade pré-escolar com idades compreendidas entre os 3 e os 6 anos - 313 (32,5%) (188 rapazes - 19,5%, 125 raparigas - 13%). crianças em idade escolar com idades compreendidas entre os 7 e os 10 anos - 321 (33,5%) (rapazes 156 - 19,5%, raparigas - 165 - 17%), e com idades compreendidas entre os 11 e os 15 anos - 326 (rapazes 162 - 16%, raparigas - 164 - 17%) (ver Quadro 2.1). Distribuição por género do principal grupo de crianças sob supervisão.

Quadro 2.1

Idade	Sexo	Montante	Total	
3-6	Rapaz	188 (19,5%)	313 (32,5%)	
	Rapariga	125 (13%)		
7-10	Rapaz	156 (16%)	321 (33,5%)	
	Rapariga	165 (17%)		
11-15	Rapaz	162 (16,8%)	326 (34%)	
	Rapariga	164 (17%)		
Total	Rapaz	506 (52,7%)	960 (100%)	
	Rapariga	454 (47,2%)		

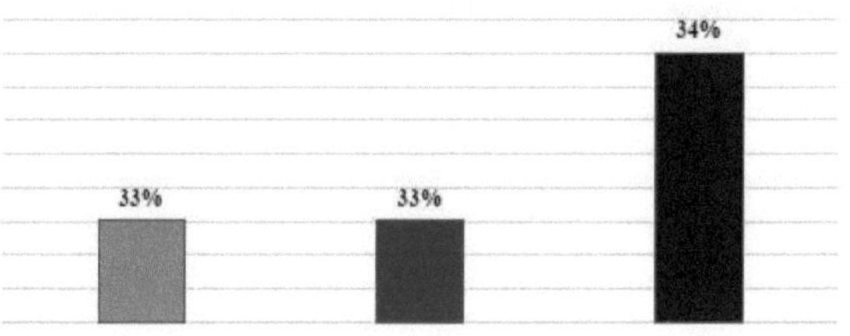

Figure 2.1. Age distribution of the main cohort of children under supervision

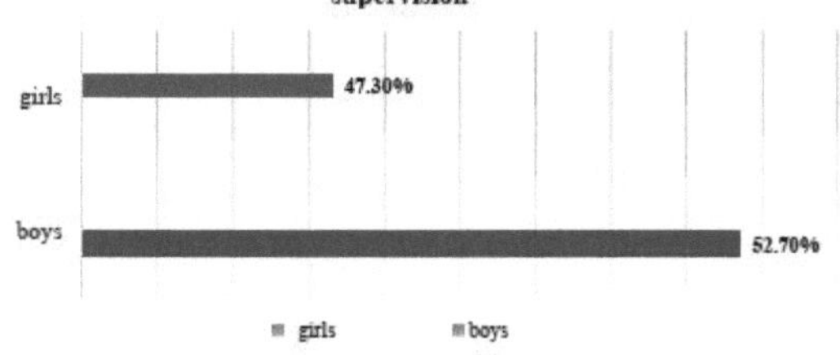

Figura 2.2. Distribuição das crianças observadas por género

A distribuição etária dos alunos nas escolas supervisionadas é apresentada na Figura 2.1. 52,7% dos alunos eram rapazes e 47,2% eram raparigas (ver Figura 2.2). O grupo de controlo era constituído por 40 crianças saudáveis da mesma idade. O estado de saúde das crianças baseou-se na sua história de desenvolvimento individual (formulário 112) e no cartão de desenvolvimento pessoal (formulário 026), bem como em exames clínicos iniciais diretos. A análise dos dados gerais das crianças foi efectuada através de um cartão de exame preventivo especialmente concebido para o efeito (Anexo 1).

O estado somático geral das crianças foi realizado em policlínicas e hospitais de acordo com métodos geralmente aceites, tais como a recolha de anamnese, exames laboratoriais e instrumentais. O desenvolvimento físico das crianças foi avaliado de acordo com a sua altura e peso corporal. Para acompanhar o desenvolvimento físico dos rapazes e das raparigas, de acordo com o programa da UNICEF adotado pela OMS, foram utilizadas as tabelas "Indicadores de peso e altura das crianças" para avaliar o desenvolvimento físico das crianças.

A fim de determinar as caraterísticas higiénico-sanitárias da situação ecológica, especialmente do ambiente aquático, foram recolhidos dados sobre a concentração de poluentes nas camadas inferiores da atmosfera, tendo em conta as caraterísticas climático-geográficas e meteorológicas das regiões, com base nos dados dos centros de proteção da natureza da cidade e do Serviço Hidrometeorológico da região de Khorezm.

De acordo com a lista especificada, todos os pacientes foram convidados para exame e exame por funcionários especialmente autorizados do hospital, policlínica e QVP. O controlo deste processo foi efectuado com base em contratos celebrados em cooperação com a administração local e a direção das instituições médicas distritais.

Na região de Khorezm, foram elaborados questionários especiais para a nutrição das crianças em idade pré-escolar e escolar e para a análise higiénica da qualidade dos alimentos, os pais preencheram as informações sobre a nutrição das crianças e os dados obtidos foram analisados, tendo participado o grupo principal de crianças diagnosticadas com nefropatia por oxalato. A recolha de dados foi efectuada em condições de expedição 4 vezes por ano, ou seja, durante 10 dias nas estações inverno-primavera e verão-outono (3 dias no início, 4 no meio e 3 no fim do mês), e os produtos alimentares consumidos foram registados em questionários especialmente preparados. As quantidades dos principais nutrientes e energia foram calculadas de acordo com as tabelas de composição química das substâncias alimentares. Os nutrientes e a energia recebidos pelas crianças durante o dia através dos produtos alimentares foram comparados com as Normas Sanitárias RUz №0250-08 "Necessidades fisiológicas de nutrientes e energia de diferentes grupos da população da República do Uzbequistão".

O trabalho de investigação foi efectuado em 3 fases:

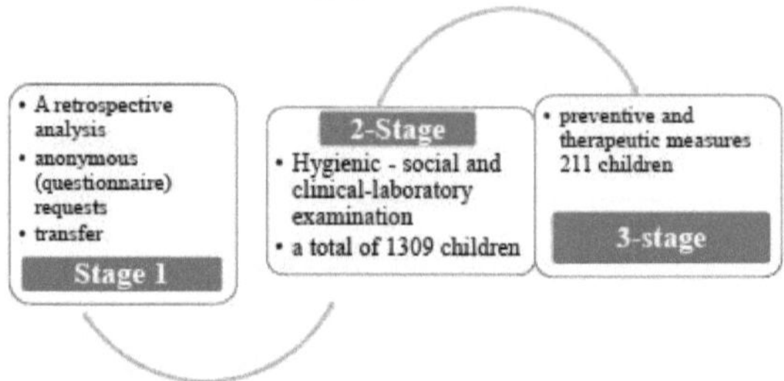

Figura 2.3. Conceção do controlo

Fase 1. Determinação retrospetiva da utilização e eficácia de medidas terapêuticas e preventivas em crianças com DMN, SYI e outras doenças renais cuja condição melhorou, tratadas em condições de internamento; a história de desenvolvimento da criança (f.112), cartão ambulatório (f.0.25), história médica do departamento somático (f.003), anamnese geniológica, biológica e social foi estudada no centro médico multidisciplinar regional para crianças, bem como na base do hospital filial de Urganch da Academia Médica de Tashkent. Ao mesmo tempo, foram feitas perguntas aos pais sobre a anamnese médica e social:

estrutura familiar, condições de vida, doenças graves, doenças familiares, presença de patologias renais e metabólicas na família e nos familiares, anamnese e duração da doença, taxa de recorrência, aparecimento de sintomas extrarrenais e de doença renal.

Fase 2. Tendo em conta o curso oculto dos sintomas clínicos da doença DMN nas fases iniciais, a quase ausência de queixas nos doentes e o desenvolvimento de cristais de sal na urina, foram realizados exames clínicos gerais em crianças saudáveis, ou seja, 1309 crianças com idades compreendidas entre os 3 e os 15 anos que não se queixavam de sintomas de doença renal. Foi recolhida a anamnese de todas as crianças selecionadas para o estudo até esta idade. Foi dada importância à análise geral do sangue das crianças, à análise geral da urina e ao tipo e quantidade de cristais libertados na urina. A presença de cristais de sal segregados na urina não é uma base para o diagnóstico de DMN, porque a presença de cristais segregados na urina em crianças pequenas pode muitas vezes ser transitória. Na análise da urina, devemos determinar a quantidade diária de cristais de oxalato, urato e sal de fosfato e prestar-lhe especial atenção (a excreção diária de sal de oxalato é de 10,0-40,0 mg por dia ou 1,0 mg/kg por dia, sais de urato - 0,6 por dia -6,0 µmol, sais de fosfato 0,01-0,05g/kg). Condução

análises bioquímicas gerais do sangue e da urina em doentes com cristais detectados na urinálise, determinação da atividade geral dos rins (determinação da quantidade de creatinina no sangue, da taxa de filtração da pelve renal e do teste de Zimnitsky). As análises bioquímicas incluíram a determinação da proteína e das suas fracções, ureia, creatinina e electrólitos sanguíneos (sódio, potássio, cálcio) no soro sanguíneo retirado das crianças. A atividade dos rins das crianças, ou seja, a função renal de Schwartz G.J. utilizando a fórmula, a calava foi estimada pela taxa de filtração. O grupo principal era constituído por 960 crianças que se encontravam no período inicial da DMN.

Etapa 3. A fim de corrigir e prevenir o tratamento da nefropatia por oxalato, tendo em conta a nutrição absoluta e a água potável, foi realizado um exame clínico em crianças com nefropatia inicial por oxalato na região de Khorezm. As crianças foram divididas em 4 grupos para determinar a eficácia do medicamento Uralesan combinado com a dieta na doença DMN. Todas as crianças do grupo foram monitorizadas de forma dinâmica.

§2.2. Métodos de diagnóstico dos componentes da DMN

A doença (STK 10) da Classificação Internacional de Doenças (CID- 100), 10º programa revisto, está devidamente aprovada. Atualmente em prática clínica em 1985T.M. Tvorogova e Yu.E. É utilizada a classificação DMN proposta por Veltishchev (ver quadro 2.2).

2.2- Tabela de classificação da DMN (T.M. Tvorogova e Yu.E. Veltishev)

Génesis	Tipos de resíduos de sal	Fases do processo patológico
Primário Secundário	Oxalato Fosfato Urato Uma mistura	Sem sinais clínicos (diátese salina). Existem lombos clínicos (DMN).Transformação em nefrite intersticial, pielonefrite secundária. Nefrolitíase (doença dos cálculos urinários).

A seleção dos doentes foi feita de acordo com os principais critérios da DMN apresentados no quadro 2.3.

2.3- Tabela

Perturbação das fases metabólicas	Análise laboratorial da urina
Diátese salina (fase pré-clínica) Cristalúria, hiperlipidúria, preservação da função renal parcial, disfunção vascular vegetativa, excreção de pequenos cálculos na urina, hematúria (micro-macrohematúria),	Cristalúria, hiperlipidúria, preservação da função renal parcial, disfunção vascular autonómica
leucocitúria, excreção de fosfolípidos na urina	
Nefropatia dismetabólica	Sintomas de excreção de sal + síndrome da urina (baixa quantidade de hematúria, proteinúria, leucocitúria sem bactérias), aumento da densidade relativa de urina
Nefrite tubulointersticial	Hematúria e proteinúria, eosinofilúria, aumento da excreção de enzimas na urina, microalbuminúria, diminuição da densidade relativa da urina
Doença dos cálculos urinários	Excreção de pequenos cálculos na urina, hematúria (micro-macrohematúria), leucocitúria, excreção de fosfolípidos na urina

Critérios de diagnóstico da cristalúria de oxalato DMN

2.4- Tabela

Anamnese genealógica	A anamnese familiar inclui doenças do sistema urinário (disúria, hematúria, nefrite, STK), doenças crónicas do sistema gastrointestinal (colecistite, gastrite, DRC), perturbações metabólicas (obesidade, gota, síndrome metabólica).
Patologia de fundo	Patologia dos SIT (anomalias congénitas, disfunções neurogénicas, doenças inflamatórias) doenças do trato biliar e do sistema gastrointestinal (perturbações funcionais e orgânicas) reacções alérgicas e pseudo-alérgicas (principalmente - alergias cutâneas)sintomas de patologia do sistema endócrino e disfunção vascular vegetativa
Síndrome da dor	Abdominais recorrentes - não locais (crianças pequenas), locais e cólicas (principalmente em crianças mais velhas)
Síndrome disúrica	Micção frequente e dolorosa (cristalúria), diminuição da diurese diária
Laboratório - critérios instrumentais	Análise geral da urina: uma diminuição na quantidade diária de urina, turbidez da urina, precipitação, amarelo, cor cinza, reação de urina (rN) 5,0 - 7,0 capacidade específica (peso) 1028-1030 e mais, microproteinúria, hematúria, A presença de oxalato de cálcio, urato, cristais de sal de fosfato e 10 µm. para ser maior que o tamanho.
	Análise bioquímica da urina: excreção diária de cristais de sal de oxalato aumentada em 20 mg/dia (até 14 anos) ou inferior a 0,5 mmol/m2/dia. Diminuição dos cristais de oxalato de cálcio, teste positivo dos peróxidos e da calcifilaxia, aumento dos fosfolípidos, da etanolamina, aumento do índice cálcio/creatinina.

§2.3. Métodos de investigação especiais (clínicos, higiénicos, bioquímicos)

Para determinar o conteúdo mineral dos cristais, foi primeiro efectuado um teste pela Cypress Diagnostics utilizando as tiras de nitrito Urine-10, que determinam o pH da urina. O número de cristais de urina em 1 µl de sedimento de urina foi contado e os tamanhos foram determinados. A cristalúria foi considerada quando foram detetados ≥3 cristais em 1 µl de urina no local do teste, o que corresponde a 10 mil ou mais em 1 ml. O exame de cristalúria das crianças foi efectuado duas vezes, com um intervalo de 24 horas, o que permitiu determinar a sua consistência. A excreção diária de oxalato na urina foi verificada por método enzimático no analisador bioquímico "Mindray". O oxalato é um ácido quelíco presente nos alimentos que entra no organismo e, ao mesmo tempo, é considerado um produto final do ácido ascórbico e da glicina. 99% do ácido quelíco absorvido com os alimentos é excretado na urina num prazo de 36 horas.

Verificou-se que o aumento da excreção urinária de cristais de oxalato de cálcio está associado à formação de cálculos urinários. Regras para a recolha de urina: Antes da colheita de urina diária, é necessário obter equipamento de laboratório para a colheita de urina diária com um conservante e instruções para a sua utilização! A urina diária é recolhida num recipiente limpo com um volume de 2,5-3 litros. Durante a recolha, a urina é mantida a uma temperatura de + 4 °C. Avaliação da taxa de filtração glomerular (TFG) no rim na nefropatia dismetabólica. A TFG no rim foi avaliada de acordo com as fórmulas de Schwartz [V.V. Dlin, 2005; Manual Nacional de Pediatria, Moscovo, 2009]: 1. Fórmula n.º 1: utilizada em crianças de 1 a 2 anos de idade: TFG = 40 / comprimento do corpo (cm) / teor de creatinina no plasma sanguíneo (μmol/l). É utilizada em crianças dos 2 aos 12 anos e em raparigas com mais de 12 anos: TFG = 49 / comprimento do corpo (cm) / teor de creatinina no plasma sanguíneo (μmol/l). Nos rapazes com mais de 12 anos: TFG = 62 / comprimento do corpo (cm) / teor de creatinina no plasma sanguíneo (μmol/l)

2. A fórmula para calcular a taxa de filtração glomerular de acordo com Schwartz [National Pediatric Manual, 2009] (doravante - fórmula 2):TFG = k x comprimento do corpo (cm) x 80 / teor de creatinina no plasma sanguíneo (μmol/l). Aqui k = 0,55 (para crianças dos 2 aos 12 anos), k = 0,55 (para raparigas dos 13 aos 18 anos), k = 0,77
(para rapazes dos 13 aos 18 anos).
3. A fórmula para calcular a taxa de filtração glomerular de acordo com Barrat (Dlin V.V., 2005) (a seguir designada por fórmula 3): Em crianças pequenas: TFG = 0,55 - comprimento do corpo (cm) / creatinina plasmática (mg%) Em crianças maiores: GFT - 0,45 - comprimento do corpo (cm) / creatinina plasmática (mg%).O estado geral do sistema urinário, dos rins e da bexiga foi determinado por ecografia.

§2.4. Análise estatística dos resultados obtidos

A média aritmética (M), o desvio quadrático médio (□), o erro padrão da média (m), as magnitudes relativas (frequência, %) do indicador estudado foram tidos em conta através do método de variação da estatística paramétrica e não paramétrica, quando a significância estatística das medidas obtidas foi comparada com os valores médios, critério de Student (Segundo o t), a probabilidade de erro foi determinada através do cálculo da normalidade da distribuição (segundo o critério da curtose) e da igualdade das variâncias gerais (F - critério de Fisher). Foi aceite um nível de significância de R<0,05 para alterações estatisticamente significativas. A análise de correlação foi efectuada segundo o método de K. Spearman e M. Kendall. A análise estatística dos resultados foi efectuada com recurso ao pacote de software estatístico "OpenEpi 2009, Versão 2.3" e "Doctor Stat 2013, Versão 1.9". Foram calculados odds ratios (OR) com intervalos de confiança de 95%, caso existissem diferenças entre os grupos de controlo e de estudo.

CAPÍTULO III

RESULTADOS DA AVALIAÇÃO HIGIÉNICA DOS FACTORES DE RISCO AMBIENTAIS NO DESENVOLVIMENTO DE DOENÇAS RENAIS EM CRIANÇAS NA REGIÃO DE KHORAZM

§3.1. Análise estatística do diagnóstico, tratamento eficaz e prevenção higiénica da nefropatia dismetabólica em crianças na região de Khorezm

As doenças do sistema urinário ocorrem em crianças de todas as idades. De acordo com os dados estatísticos de 2012-2019 nas policlínicas familiares n.ºs 2 e 3 da cidade de Urganch, região de Khorezm, policlínicas centrais pertencentes à associação médica distrital nos distritos de Shavot, Gurlan e Khiva, a prevalência de doenças do sistema urinário em crianças está a aumentar de ano para ano (v e r Figura 3.1).

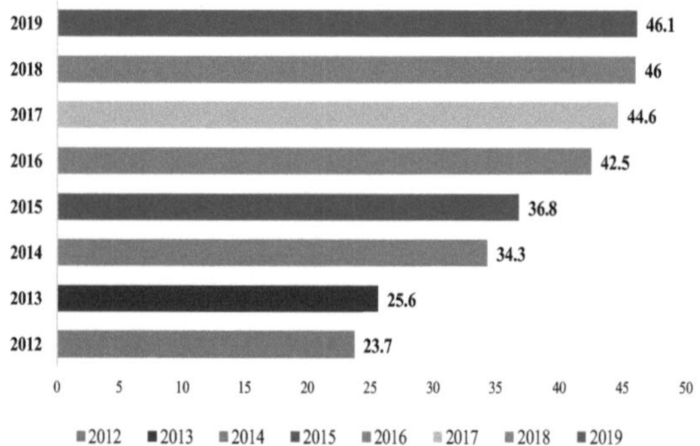

Figura 3.1. Dinâmica de distribuição das doenças do sistema urinário (SIT) na região de Khorezm

Como podemos ver na Figura 3.1, as doenças dos STI em crianças representavam 23,7% da região em 2012, e em 2019, este valor era de 46,1%. Este é um indicador muito elevado. É de notar que a doença tem vindo a aumentar ao longo dos anos, sendo necessário reforçar o trabalho científico e prático a este respeito.

A primeira fase do nosso trabalho de investigação consistiu em determinar a prevalência da DMN em crianças em idade pré-escolar e em crianças em idade escolar na região de Khorezm. Para o efeito, começámos por efetuar uma análise retrospetiva das crianças tratadas com DMN em ambulatório e em regime de internamento desta doença.

Tabela 3.1.
Resultados de um inquérito anónimo a médicos sobre nefropatia dismetabólica

1.	Por especialidade	total n=124 (100%)	pediatran= 17 (13,7%)	geral profissional n=107 (86,3%)	
2	Quantos anos de experiência profissional tem?	1-5 y	5-10 y	10-15 y	superior a 15
		36 (29%)	24 (19,35 %)	33 (26,6%)	31 (25%)
3.	Sabe o que é o DMN?	Sim, eu sei	Tenho informações	Não, não sei.	Não estou interessado.
		92 (74,1%)	28 (22,5%)	-	4 (3,2%)
4.		Sim	Por vezes	Não	
	Põe em prática este diagnóstico?	29 (23,3%)	18 (14,5%)	77 (62,0%)	
5.	Quais são os seus tratamentos preferidos para a DMN? (podem ser indicados mais do que um)	Antibióticos	Diuréticos	Medicina vegetal	Dietoterapia
		62 (50%)	35 (24.1%)	103 (83.0%)	41 (33%)
6.	Faz-se um novo teste às crianças com DMN?	Sim	Por vezes	Não	Há uma razão para isso
		21 (16,9%)	33 (26.6%)	70 (56.4%)	-
7.	Quanto tempo demorará a realização de um novo exame?	1-3 oy	3-6 meses	6-9 meses	não
		27 (21,7%)	18 (14,5%)	9 (7,2 %)	70 (56,4%)
8.	Fazem reabilitação de crianças com DMN? Põe em prática este diagnóstico?	Sim	Por vezes	Não	Não há nenhuma razão para isso
		23 (18,5)	9 (7,2%)	92 (74%)	-

Utilizámos um questionário especialmente concebido para os médicos para analisar a prevalência de crianças diagnosticadas com DMN, para determinar a importância do diagnóstico correto de doenças nefrológicas e o tipo de tratamento que utilizam. O objetivo do desenvolvimento deste questionário é melhorar a qualidade e o diagnóstico correto da doença DMN em crianças, bem como determinar a eficácia do tratamento desta patologia. Ao mesmo tempo, a realização de um inquérito anónimo é importante se esta doença for detectada quando os médicos realizam exames médicos às crianças, quando os doentes são tratados em regime de internamento e ambulatório, e o tratamento adquire uma certa importância na realização de medidas preventivas - medidas mais activas. O questionário contém 8 perguntas relacionadas com métodos de investigação, diagnóstico e tratamento de doenças do rim e do trato urinário. O questionário foi recebido por 124 enfermeiros e pediatras de centros de investigação científica. Foi decidido receber um questionário anónimo de médicos de clínica geral e pediatras sobre a doença nefropatia dismetabólica e medidas preventivas para o seu tratamento e prevenção. Os médicos pediatras do Centro Médico Multidisciplinar Infantil da região de Khorezm, 31 UASh das policlínicas familiares n.º 2 e n.º 3 de Urganch, 76 médicos de clínica geral e 17 pediatras das policlínicas centrais multidisciplinares pertencentes à associação médica dos distritos de Gurlan e Shavot, QVPs distritais, num total de 124, receberam um questionário anónimo (ver Quadro 3.1). De acordo com os resultados dos questionários, 29% dos médicos tinham menos de 5 anos de experiência profissional, 19,35% tinham 5-10 anos, 26,6% tinham 10-15 anos e 25% tinham 15 anos ou mais. À pergunta "Sabe o que são nefropatias dismetabólicas?", 74,1% dos médicos responderam "Sim", 15 responderam "Tenho informação", 22,5% responderam "Não estou interessado" - 3,2%. 28% dos participantes prescreveram uma combinação de antibióticos, diuréticos e tinturas para o tratamento da nefropatia dismetabólica. 18,6% foram recomendados em combinação com diuréticos, tinturas e dietoterapia. Como se pode verificar pelos resultados obtidos, a maioria dos participantes referiu que a dieta era combinada com infusões de ervas e 12,7% limitavam-se apenas à dieta. Na nossa opinião, a monitorização de crianças com nefropatia dismetabólica é um dos problemas urgentes. Reexaminam as crianças com nefropatia dismetabólica? 56% responderam "Não" à nossa pergunta. Tendo em conta o que precede, os médicos evitarão o desenvolvimento de doença renal crónica e das suas complicações graves no futuro se todas as crianças diagnosticadas com NDM forem corretamente diagnosticadas e tratadas atempadamente, se forem implementadas medidas modernas de prevenção e reabilitação. 74% dos inquiridos afirmaram que não reabilitam crianças com nefropatia dismetabólica.

Assim, a nefropatia dismetabólica é uma doença metabólica que requer uma atenção séria. Recomenda-se às crianças diagnosticadas com nefropatia por oxalato que sigam uma dieta especial pobre em ácido xalevélico e optimizem a sua nutrição. Na dieta recomendada para crianças, estas devem ingerir menos produtos que contenham uma grande quantidade de purinas e ácidos quélicos (chá, café, tomate, produtos com adição de cacau, verduras, carne cozida e fígado).

É necessário otimizar as medidas preventivas e a dispensa de cuidados às crianças com nefropatia oxalato-cálcica nas policlínicas familiares urbanas e nos centros médicos rurais, consoante a região.

Como resultado da nossa investigação científica, descobrimos outra informação interessante. Durante 2016-2017, ao estudar os históricos médicos de crianças tratadas no Departamento de "Crianças mais velhas" do Centro Médico Multidisciplinar Infantil da Região de Khorezm (análise retrospetiva), testemunhamos que, embora os cristais de sal tenham sido detectados na análise de urina das crianças e nos exames UTT, os médicos não diagnosticaram DMN, o que, por sua vez, causa distúrbios funcionais em crianças. Agora, na mesma secção "Crianças adultas", vamos prestar atenção ao relatório sobre os sais de oxalato identificados numa análise retrospetiva da história clínica de crianças e adolescentes com idades entre os 7 e os 15 anos que foram tratados no hospital durante 2016-2017. A tabela mostra que foram detectados sais de oxalato na urina de 290 crianças. No entanto, estes casos não se baseiam no diagnóstico dos doentes como doença principal, doença acompanhante ou doença adicional. Talvez estes doentes não se tenham queixado de sintomas clínicos da doença DMN.

3.2-Tabela Um relatório sobre as doenças do serviço "Crianças Adultas" do Centro Médico Multidisciplinar Infantil

	Doenças	2016	2017 (I - kvartal)
1.	ORK	73	31
2.	Bronquite	23	15
3.	Asma	13	3
4.	Pneumonia	27	16
5.	Pielonefrite	9	4
6.	Glomerulonefrite	28	11
7.	Gastroduadenite	4	-
8.	Colecistite crónica	2	-
9.	Alergia	2	3
10.	Síndrome do intestino irritável	1	-
11.	Hepatite	5	2
12.	Cirrose hepática	4	-
13.	Sépsis	1	-
14.	Intoxicação alimentar	1	-
15.	Raquitismo	-	-
16.	Anemia	198 abordagens	80 abordagens
17.	DMN	-	-
18.	Disbacteriose	1	-
19.	Eczema	1	-
20.	Fibrose cística	2	-
21.	Fermentopatia	1	-
22.	VSD	2	1
	comum	n=204	n=86

3.3-Tabela Dados sobre o sexo e a idade das crianças com sais de oxalato detectados

Idade	2016		2017	
	Rapaz	Rapariga	Rapaz	Rapariga
1.	10	6	-	2
2.	12	11	13	8
3.	19	7	9	6
4.	16	2	5	4
5.	9	6	2	3
6.	6	9	7	2
7.	12	8	2	5
8.	15	5	1	2
9.	8	5	1	1
10.	4	4	2	1
11.	6	7	1	-
12.	3	3	1	1
13.	1	3	2	2
14.	2	1	2	-
15.	4	1	-	1
Total	n=126	n=78	n=48	n=38

De seguida, prestamos atenção aos resultados obtidos a partir das histórias clínicas dos pacientes tratados no "Departamento de Crianças" do Hospital Ferroviário da Região de Khorezm em 2011-2018. Como se pode ver na tabela, apenas 1 criança foi diagnosticada com DMN como diagnóstico principal. 5 crianças receberam um diagnóstico adicional. No entanto, quando olhámos para a análise retrospetiva da história clínica de 2976 crianças com idades compreendidas entre os 3 e os 15 anos que foram tratadas nestes hospitais entre 2011 e 2018, foram encontrados sais de oxalato na urina de 220 crianças, ou seja, 74% delas (Anexo 2). Em conclusão, pode dizer-se que esta é uma situação muito triste. Uma vez que a doença DMN é a fase inicial do desenvolvimento de cálculos no sistema de produção de urina em crianças, o processo conduzirá certamente a uma situação desagradável no futuro. O diagnóstico precoce é de grande importância para evitar estas situações desagradáveis, tomar medidas preventivas e processos de reabilitação.

§3.2. Factores de risco médicos e sociais do desenvolvimento de nefropatia dismetabólica em crianças na região de Khorezm

A formação de uma ou outra forma nosológica de doença renal metabólica depende do fator genético, da influência de factores externos e das caraterísticas da resistência reactiva do organismo. (44) De acordo com a história do desenvolvimento no grupo principal de crianças com sintomas iniciais de DMN (f.112) e dados médicos do paciente internado (f.003), de acordo com os resultados de uma análise retrospetiva, em comparação com a pielonefrite crônica SIT, as crianças com DMN são 1,7 vezes mais comuns, infeção urogenital em uma mulher grávida 1, 6 vezes, mostrando uma prevalência 1,5 vezes maior de infecções virais e bacterianas respiratórias agudas. De acordo com a sua anamnese, em 2017-2019, estas crianças sofriam frequentemente de doenças intercorrentes: angina (53%), doença respiratória aguda (60%), bronquite (45%), tosse convulsa (13%), infecções intestinais agudas (36%), gastrite aguda (3.3%), helmintíase (53%), cistite (13%), raquitismo (33%), EKD (33,3%), anemia (76,6%), asma brônquica (8,6%), alergia alimentar (46%), alergia a medicamentos (6,7%), pielonefrite (3%), infeção do trato urinário (12,6%), VGA (6%), doenças de pele (10,3%). Além disso, como mostra a Figura 3.4, observa-se um grande número de doenças intercorrentes nas crianças do grupo principal. As doenças da produção de urina e do trato urinário (cistite, pielonefrite, ISC) também eram comuns nas crianças do grupo principal. Esta condição de imunodeficiência secundária predispõe as crianças para a DMN.

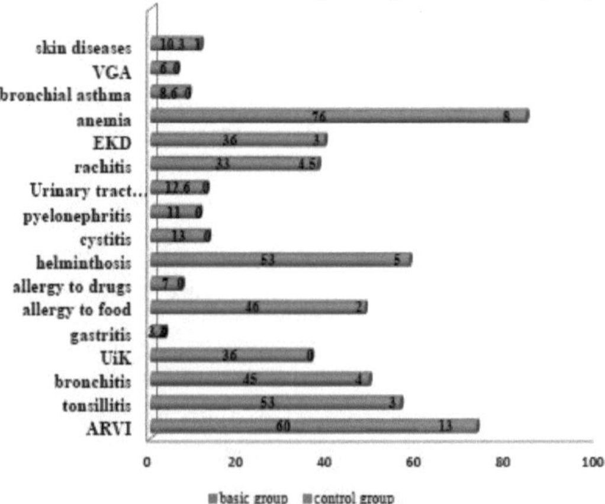

3.4- De seguida, prestamos atenção aos resultados obtidos a partir das histórias clínicas dos pacientes tratados no "Departamento de Crianças" do Hospital Ferroviário da Região de Khorezm em 2011-2018. Como se pode ver na tabela, apenas 1 criança foi diagnosticada com DMN como diagnóstico principal. 5 crianças receberam um diagnóstico adicional. No entanto, quando analisámos a análise retrospetiva do historial médico de 2976 crianças com idades compreendidas entre os 3 e os 15 anos que foram tratadas nestes hospitais durante o período de 2011-2018, foram encontrados sais de oxalato na urina de 220 crianças, ou seja, 74% delas(anexo 2).

Em conclusão, pode dizer-se que esta é uma situação muito triste. Uma vez que a doença DMN é a fase inicial do desenvolvimento de cálculos no sistema de produção de urina em crianças, o processo conduzirá certamente a uma situação desagradável no futuro. O diagnóstico precoce é de grande importância para evitar estas situações desagradáveis, tomar medidas preventivas e processos de reabilitação.

§3.2. Factores de risco médicos e sociais do desenvolvimento de nefropatia dismetabólica em crianças na região de Khorezm

Um ou outro quadro nosológico de doença metabólica renal.

A taxa de incidência de doenças intercorrentes em crianças sob observação em 2017-2019. Nos pais das crianças observadas, ou seja, a mãe, doença hipertensiva(1,3%),anemia (56,6%), tireotoxicose (26,6%), asma brônquica (16,6%), pielonefrite (12%), glomerulonefrite (5,6%), dismetabolismo

Foram encontradas nefropatia (23,5%), colecistite (23,3%), doenças alérgicas (33%), doenças hepáticas (20%), doenças gastrointestinais (40%). No pai, hipertensão (10%), anemia (16%), asma brônquica (3,3%), doenças alérgicas (6,5%), sistema gastrointestinal (36,7%), fígado (20%), colecistite (20%), doenças renais (13%). Além disso, para outras patologias somáticas, ao realizar uma análise retrospetiva dos dados de oxalatúria, fosfatúria, cristalúria na urina, pneumonia (7%), bronquite (32%), febre reumática aguda (9%) Assim, a maioria das crianças foi diagnosticada na 1ª gravidez (59,0%), um terço dos pacientes observados foram diagnosticados na 2ª gravidez (26%), 3ª gravidez (12%), 4 e mais velhos (4%) crianças. De acordo com a anamnese, durante a gravidez, 48% das mães foram complicadas por toxicose na 1ª ou 2ª metade da gravidez. Os partos mal sucedidos com complicações têm um impacto sério na condição das crianças em idade neonatal e posterior. Ao mesmo tempo, 29,0% das crianças nasceram com vários graus de hipoxia. 7,3% das crianças nasceram por vários métodos obstétricos, em particular, em condições de biomecanismo de nascimento perturbado, 1,8% por cesariana. A idade da mãe é de grande importância na formação dos factores constitucionais da resistência do organismo e da sua saúde física. De acordo com as nossas observações, quase metade das mães de crianças doentes tinha entre 20 e 25 anos, ou seja, 49%. Depois, os grupos etários distribuíram-se da seguinte forma: mães com idades entre 26 e 30 anos - 27%, 31 e 35 anos - 21% e mães com idades entre 36 e 40 anos - 3,0%.A maioria das crianças no primeiro ano de vida foi amamentada (84,0%). No entanto, por qualquer razão, um número suficiente de crianças estava a receber alimentação artificial e mista (16,0%). Mais de metade das crianças com nefropatia metabólica apresentavam carências de vitaminas e micronutrientes, tais como pele seca (92%), estomatite aftosa (16%), unhas e cabelos quebradiços (58%); num terço do desenvolvimento físico - sob a forma de deficiência proteico-energética de nível I-II (37%), em casos raros (8%) observou-se excesso de peso corporal na fase I-II. De acordo com a estrutura social, a maioria das crianças observadas na Urganha eram organizadas, ou seja, participavam de organizações de educação pré-escolar, organizações de crianças de um dia (78%) e muito poucas não eram organizadas (22,0%). A maioria das crianças observadas era de famílias de trabalhadores (71%) e de empregados (28%). Proporção de crianças de famílias camponesas (1%). A maioria das crianças era moradora da cidade (75%), e 25% das crianças viviam na zona rural. A análise da anamnese genealógica mostrou que a incidência de SIT estava significativamente aumentada nos parentes mais próximos das crianças (R < 0,001). Na história genealógica das crianças com DMN, a incidência de cálculos biliares aumentou em 1,5 vezes. A maioria dos 87% observados recebeu vacinas apropriadas para a idade, 13% das crianças não foram vacinadas devido a várias resistências médicas. Assim, como resultado da análise estatística, foram identificados os factores médicos e sociais adversos comuns às crianças com DMN.

Além disso, são factores diretamente relacionados com o desenvolvimento da criança: doenças do sistema urinário da mãe, dos pais e dos filhos; condição hereditária; toma de medicamentos durante a gravidez; complicações e doenças da mãe durante a gravidez; condições de vida insatisfatórias; incumprimento do regime diário e alimentar da criança; dificuldades materiais; utilização de fórmulas lácteas adaptadas, alimentação complementar e introdução precoce de alimentação artificial.

§3.3. Análise higiénica regional das caraterísticas climáticas e do estado da água potável na região de Khorezm

Atualmente, na região de Khorezm, a relação entre DMN e SIT com a composição química da água e do clima está sendo estudada por cientistas [M.K. Rakhimov, F, A, Akilov, B.M.Mamatkulov 2016, U.A. Khudaybergenov 2018,

Shaikhova G.I. 2019] estudos foram realizados. A República de Karakalpakstan e a região de Khorezm podem ser distinguidas não apenas na República do Uzbequistão, mas também em toda a região da Ásia Central como regiões que diferem em termos de uma série de caraterísticas geográficas (ecológicas). T.N. Vershkova et al., 2002, mostraram que a distribuição de DMN e SIT era mais influenciada pela sua deterioração fisiológica (escassez primária de água e desequilíbrio de nutrientes da água) do que pela poluição antropotecnogénica da água. O tempo seco e quente no verão e no inverno, especialmente o clima da região de Khorezm, caracterizado pela ausência de precipitação, é uma das razões para o aumento das doenças SIT. Como podemos ver na Figura 3.5, nos distritos da região de Khorezm, verificou-se que o conteúdo de água para indicadores bacteriológicos mudou relativamente negativamente no período de 2016 a 2019. Da média de 6.500 amostras, verificou-se que o teor de água piorou ano a ano, e o indicador de não conformidade aumentou para 12,3% em 2016, 11,8% em 2017, 15,4% em 2018 e 18,1% em 2019 (Fig. 3 4-5 aplicações)

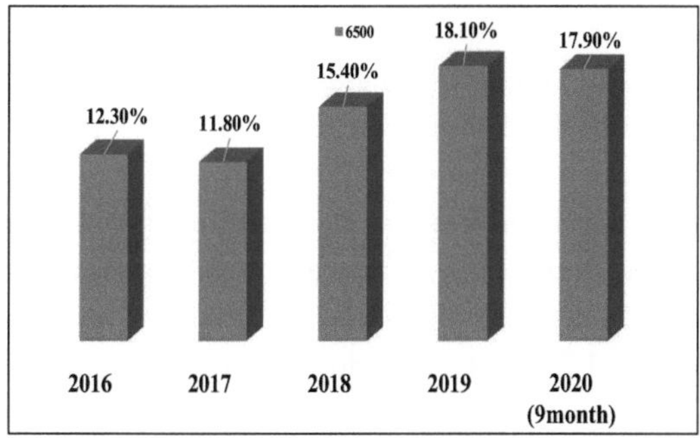

Figura 3.5. Indicadores que não cumpriram os requisitos na análise bacteriológica da água da torneira nos distritos da região de Khorezm em 2016-2020

Na avaliação higiénico-sanitária do estado das massas de água e das condições de utilização da água, baseamo-nos na análise da descarga bruta das empresas no meio natural e na avaliação da qualidade da água obtida a partir de fontes subterrâneas e superficiais de acordo com os dados do serviço da República, paz sanitária-epidemiológica do estado da cidade e agência de saúde pública. usamos as informações das conclusões. Dados do laboratório de higiene Khorezm VDSENM, de acordo com uma análise comparativa das inspeções 2016-2019, a inutilização da água aumentou significativamente em um ano. Em 2016, o número total de testes foi de 19.748, dos quais 1.935 (9,7%) testes não atenderam aos requisitos. Em 2017, foi de 2170 (11,1%) e, em 2019, esse número aumentou para 2450 (13%). Todos os meses, os DSENMs da cidade e do distrito recolhem amostras de água potável dos departamentos distritais de "Tuyamo'yin-Urganch" MSQF DUK e verificam a qualidade da água no laboratório bacteriológico e higiénico-sanitário. Em particular, durante os 12 meses deste ano, um total de 6378 amostras de água foram testadas para análise bacteriológica, das quais 805 (12,6%) não cumpriam os requisitos, um total de 6347 amostras de água foram testadas para análise sanitária e higiénica, das quais 456 (7,1%) não cumpriam os requisitos (Figura 3.5). Como se pode ver nos dados apresentados na Figura 3.6, esta explica o aumento dos indicadores anuais da dureza da água testada na região de Khorezm nos últimos cinco anos. De acordo com os resultados das propriedades organolépticas e dos estudos químicos e microbiológicos, a concentração de produtos químicos para 12 ingredientes foi determinada em amostras de água potável - 3038 amostras. Os resultados dos dados obtidos foram comparados com o desenvolvimento e a distribuição da nefropatia dismetabólica nas regiões da região. Encontrámos uma relação estatística entre a taxa de ocorrência de DMN em crianças e o seu local de residência, o que foi confirmado por uma elevada taxa de fiabilidade da oxalatúria - 62% ($R < 0,001$).Figura 3.6. Parâmetros não conformes de dureza da água da torneira nos distritos da região de Khorezm em 2016-2019 Na última década, foi observada uma mudança significativa na qualidade da água potável em todos os distritos da região de Khorezm: no distrito de Shavat da região - até 1,8 vezes, no distrito de Bogot - 1,9 vezes, e no distrito de Yangibozor - este indicador provou ser até 1,6 vezes. Na cidade de Urganch e no distrito de Khiva - 1,7 vezes, em Khanka - 1,2 vezes. As regiões não diferiram significativamente em termos de dureza da água e conteúdo químico. Os piores indicadores foram observados na água potável natural dos distritos de Khanka e Khiva. Estes indicadores foram estudados de acordo com a norma OzDSt 950-2011 "Água potável" e representaram 70% das amostras. Foram encontrados indicadores elevados de dureza total da água (2,2-3,5 vezes superior à norma) em todos os distritos da região. As amostras de água potável estudadas apresentavam a dureza mais baixa (menos de 7 mg eq/l) na cidade de Urganch. Nos resultados obtidos a partir de amostras de água, verificou-se que a quantidade de ferro e amoníaco no distrito de Yangibozor, a quantidade de sulfato - no distrito de Gurlan, os microelementos flúor e chumbo - no distrito de Koshkopir são relativamente mais elevados do que a norma. Ao comparar os dados obtidos sobre a qualidade da água e a incidência de nefropatia dismetabólica, a prevalência da doença foi encontrada em todos os distritos da região ($R <0,05$). Assim, o conteúdo da água nas fontes de abastecimento de água de todos os distritos da região de Khorezm é prejudicial para o corpo, e o nível de dureza da água 2-2,5 vezes mais elevado leva à propagação de formas ecológicas de nefropatia dismetabólica (nefrolitíase), o que requer novas e requer o desenvolvimento e aplicação de tecnologias avançadas.

§3.4. Resultados da análise higiénica da alimentação da educação pré-escolar, das crianças em idade escolar e dos adolescentes

A avaliação da natureza da nutrição no nosso estudo mostrou que se pode observar uma situação comum na dieta das crianças de todas as cidades: uma escassez de carne e gorduras animais, uma escassez acentuada de produtos lácteos, legumes e frutas, um excesso de açúcar, mas, de acordo com a literatura, um alto nível de ácido de xisto e distúrbios do metabolismo de urato, carne e leite é conhecido por todos que está relacionado com o consumo excessivo de seus produtos (N.P. Shabalov, 2001). Este facto foi parcialmente confirmado no nosso estudo. Assim, deve reconhecer-se que o fator antropogénico e a natureza da dieta foram identificados como os factores de risco de primeiro nível para o desenvolvimento de DMN na região de Khorezm. Para confirmar os factos, apresentamos os resultados dos testes de análise da qualidade dos produtos alimentares dos residentes da região de Khorezm. Com base nos resultados de 2017-2019, pode-se dizer que foram realizados 2255 testes para 6349 testados 15 produtos alimentares diferentes. Destes, 30 não cumpriram a resposta médico-biológica, 107 não cumpriram os requisitos da DavST e foram detectados elementos tóxicos em 2803 deles.

A interação identificada de elementos essenciais e tóxicos reflecte a acumulação de elementos tóxicos no corpo de uma criança doente e a sua participação em danos nos tecidos tubulointersticiais em condições de deficiência de macro e microelementos básicos. No entanto, a interação positiva de elementos tóxicos significa não só a sua acumulação no corpo de crianças com esta patologia, mas também um sinergismo que afecta negativamente as estruturas renais e o sistema imunitário.

Por conseguinte, a introdução de microelementos toxicogénicos (exógenos) no corpo da criança na composição dos alimentos, a sua acumulação nos órgãos e sistemas, o seu claro desequilíbrio, o aumento do silício e dos metais pesados na água conduzem ao rápido desenvolvimento da DMN e ao seu desaparecimento na urina, a níveis elevados de oxalatúria, cristalúria, bem como a perturbações metabólicas nos adultos. e mesmo nas crianças é o principal fator de desenvolvimento da SIT.

A análise dos dados recebidos mostrou que (ver Quadros 3.1-3.2), os produtos de carne (vaca, ovelha, frango e seus produtos) dos principais produtos alimentares na dieta das crianças do grupo de observação eram 22,6-25% da norma, correspondendo à estação inverno-primavera. se fosse menos, verificou-se que era 25,7-29,4% menos do que a norma na estação verão-outono. Apesar do facto de a região de Khorezm se situar junto ao rio Amudarya e de aí existirem muitas massas de água, podemos constatar que as crianças consomem 1/3 do consumo normal de produtos à base de peixe na estação inverno-primavera, tendo estes indicadores aumentado ligeiramente na estação verão-outono e atingido quase metade do consumo normal.

Os produtos lácteos pertencem ao grupo de produtos com elevados valores nutricionais: contêm uma quantidade significativa de nutrientes essenciais e são altamente digeríveis e absorvíveis. Na alimentação, os produtos lácteos são a principal fonte de proteína animal (aminoácidos insubstituíveis), cálcio, fósforo, vitaminas B2 e A, e estas substâncias são de grande importância no crescimento e desenvolvimento do corpo das crianças. Verificou-se que o principal grupo de crianças em observação consumiu quase metade da norma recomendada em ambas as estações (43,5-53,4% no inverno-primavera, 41,4-50,4% no verão-outono).

3.1-Tabela Quantidade de alimentos consumidos pelas crianças do grupo principal em função da sua idade no período inverno-primavera, (g)

Alimentos	4-6 y		7-11 y		11-13 y	
	Norma, g	factual, g (%)	Norma, g	factual, g (%)	Norma, g	factual, g (%)
Produtos à base de carne	95	73,5 (77,4)	125	95,3 (76,2)	135	101,2 (75,0)
Produtos da pesca	20	6,8 (34,0)	30	11,6 (38,7)	35	12,1 (34,6)
Produtos lácteos	600	320,4 (53,4)	510	245,8 (48,2)	535	232,5 (43,5)
Ovos (pedaços)	0,5	0,37 (74,0)	0,8	0,55 (68,8)	1,0	0,67 (67,0)
Produtos de panificação	143	215,8 (150,9)	238	361,3 (151,8)	299	437,8 (146,4)
Leguminosas e cereais	20,5	18,6 (90,7)	21	17,9 (85,2)	22,5	19,6 (87,1)
Batatas	120	98,7 (82,3)	130	108,9 (83,8)	150	126,6 (84,4)
Legumes	191	136,7 (71,6)	300	216,9 (72,3)	313	225,4 (72,0)
Frutos e bagas	203	135,4 (66,7)	222	152,3 (68,6)	330	214,0 (64,8)
Óleo vegetal	15	12,5 (83,3)	18	14,6 (81,1)	15	12,1 (80,7)
Gordura animal	10	8,6 (86,0)	15	13,1 (87,3)	20	16,3 (81,5)
Açúcar e produtos de confeitaria	60	49,5 (82,5)	65	52,4 (80,6)	69	53,7 (77,8)

Nota: a tabela tem em conta a quantidade e o conjunto de produtos alimentares recomendados para um dia de acordo com as Normas Sanitárias RUz №0105-01.

A clara do ovo é principalmente rica em proteínas, e a gema é rica em ferro, todas as reservas de gorduras, vitaminas A, B e D, colina e lecitina. Na análise da ração alimentar, observou-se que os ovos são 26-33% e 34-43,8% menos do que a norma, de acordo com a estação do ano. Os produtos de panificação estão entre os produtos consumidos diariamente na dieta, têm um elevado valor nutricional e fornecem ao organismo hidratos de carbono complexos (amido e fibras alimentares), proteínas, vitaminas (V1, V2, V6, RR, folacina, E), magnésio e ferro. O pão e os produtos de padaria foram consumidos 33,2-51,8% mais do que o normal nos três grupos durante as estações do ano. As leguminosas e os cereais são a principal fonte de hidratos de carbono complexos na dieta humana, fornecendo 70-90% deste macronutriente com a alimentação. A sua proteína é deficiente em lisina e treonina, e o seu valor biológico não é elevado. Ao mesmo tempo, a mistura satisfaz cerca de 40% das necessidades de proteínas numa dieta equilibrada. Verificou-se que as crianças consumiam estes produtos 9,3-20,5% menos do que a norma. Os legumes e as frutas são uma excelente fonte de nutrientes essenciais: ácido ascórbico, β-caroteno, bioflavonóides. Contêm quantidades significativas de fibras alimentares, magnésio, potássio, ferro, ácido fólico e vitamina K. A partir dos hidratos de carbono, as formas naturais de mono e dissacáridos são mais comuns, e alguns legumes (batatas) contêm também uma quantidade significativa de amido. Verificou-se que as crianças consumiam ligeiramente mais batatas (11,3-13,7 g) na estação verão-outono do que na estação inverno-primavera. Na análise do consumo de legumes e frutas, podemos observar a situação oposta, ou seja, na estação verão-outono, em comparação com a estação inverno-primavera, os legumes foram consumidos 26,1-33,3 g e as frutas 31,2-45,4 g a mais. Esta situação pode ser explicada pela disponibilidade e pelo baixo custo destes produtos na estação verão-outono. No que respeita aos óleos vegetais, as crianças e os adolescentes consumiam sobretudo óleos de algodão e de girassol, o que representava uma redução de 16,7-32,7% em relação à norma, independentemente da estação do ano em que o produto era consumido. Das gorduras animais, a manteiga foi a mais consumida, com 81,5-87,3% da norma no inverno e na primavera, e 71-74% no verão e no outono. O açúcar e os produtos de confeitaria foram considerados abaixo da norma em ambas as estações: 77,8-82,5% e 70,1-76,5%, respetivamente. É de notar que estes produtos são mais consumidos por crianças em idade pré-escolar do que por crianças em idade escolar.

3.2-Tabela Produtos alimentares consumidos pelas crianças do principal grupo etário na estação verão-outono

	4-6	y	7-1	0 y	11-	13 y
Alimentos	Norma, g	Atual, g (%)	Norma, g	Atual, g (%)	Norma, g	Atual, g (%)
	95	70,6 (74,3)	125	90,7 (72,6)	135	95,3 (70,6)
Produtos à base de carne	20	9,7 (48,5)	30	14,2 (47,3)	35	16,4 (46,9)
Produtos da pesca	600	302,6 (50,4)	510	227,6 (44,6)	535	221,6 (41,4)
Produtos lácteos	0,5	0,33 (66,0)	0,8	0,45 (56,3)	1,0	0,58 (58,0)
Ovos (pedaços)	143	190,5 (133,2)	238	333,6 (140,2)	299	415,8 (139,1)
Produtos de panificação	20,5	17,2 (83,9)	21	16,7 (79,5)	22,5	18,2 (80,9)
Leguminosas e cereais	120	86,4 (72,0)	130	95,2 (73,2)	150	115,3 (76,9)
Batatas	191	162,8 (85,2)	300	251,1 (83,7)	313	258,7 (82,7)
Legumes	203	166,6 (82,1)	222	183,5 ()82,7	330	259,4 (78,6)
Frutos e bagas	15	10,1 (67,3)	18	12,3 (68,3)	15	10,2 (68,0)
Óleo vegetal	10	7,4 (74,0)	15	11,3 (75,3)	20	14,2 (71,0)
Gordura animal	60	45,9 (76,5)	65	49,1 (75,5)	69	48,4 (70,1)

Nota: a tabela tem em conta a quantidade e o conjunto de produtos alimentares recomendados para um dia de acordo com as Normas Sanitárias RUz №0105-01.

O valor energético e a composição química das rações alimentares foram calculados tendo em conta as partes não comestíveis e a perda de componentes durante o processo de cozedura (calor). Ao comparar a proteína total com a norma, calculando o valor biológico da dieta: na estação inverno-primavera, de acordo com os grupos etários - 85,9:87,1:86,6%, na estação verão-outono - 81,7:83,6:82,1 Podemos ver que é % (ver tabelas 3.3, 3.4). Ao mesmo tempo, verificou-se que a quantidade de proteínas animais na dieta é inferior a 20,7% a 44,2%, dependendo da estação. É de salientar que o equilíbrio das proteínas na alimentação das crianças assegura o crescimento e o desenvolvimento do organismo. 55% das proteínas da dieta humana devem provir de proteínas animais e 45% de proteínas vegetais. A partir da análise, podemos dizer que apenas as crianças de 4-6 anos tinham um rácio quase normal de proteínas animais e vegetais em ambas as estações, e noutros casos, observou-se que as proteínas vegetais eram relativamente elevadas. Verificou-se que a quantidade de gorduras na dieta das crianças é inferior aos indicadores padrão: de acordo com a estação inverno-primavera - em 77,0:74,5:72,5%, na estação verão-outono - em 68,3:66,9:69,1% para Ao analisar os hidratos de carbono na dieta das crianças, podemos ver que em apenas dois casos, as crianças com idades entre 7-10 e 11-13 anos são mais do que a norma na estação inverno-primavera, e em outros casos, este indicador não é inferior a 90%. Na estação inverno-primavera, a força foi de 89,5:93,6:92,6% da norma, e na estação verão-outono, este indicador foi de 84,8:86,7:85,9%. De acordo com a teoria da nutrição saudável, a proporção de proteínas, gorduras e hidratos de carbono na dieta deve ser de 1:1:4. Na nossa investigação, este indicador é de 1:0,90:4,40, de acordo com a idade das crianças na estação inverno-primavera; 1:0,85:5,10; era de 1:0,83:5,04, e na estação verão-outono era de 1:0,84:4,3; 1:0,79:4,59; Verificou-se que era de 1:0,83:4,69. A análise dos elementos minerais na dieta mostrou que o cálcio foi encontrado em 50,9-61,6%, dependendo da idade e da estação. Os restantes microelementos foram os seguintes: fósforo - 60,6-71,3%, magnésio - 83,7- 91,1%, ferro - 68,0-80,8%.Analisando as vitaminas na dieta das crianças, pode dizer-se que no inverno e na primavera, em todos os grupos etários, verificou-se que a vitamina V1 estava acima da norma (3,6-11,1%), mas as outras vitaminas estavam acima da norma (21,3-5,6%) em ambas as estações.) é baixo.

3.3-tabela Ingredientes alimentares consumidos pelas crianças do principal grupo etário no período inverno-primavera

Nutrientes	4-6 y			7-10 y			11-14 y		
	Norma %	Atual	Falta de, %	Norma %	Atual	Falta de, %	Norma %	Atual	Falta de, %
	70	60,1	14,1	80,5	70,1	12,9	88,5	76,6	13,4
Branco, g	46	31,9	30,7	49	30,7	37,3	53	32,6	38,5
s.q. Proteína animal, g	70	53,9	23,0	80	59,6	25,5	87,5	63,4	27,5
Óleo, g	270	264,3	2,1	340	357,0	-5,0	373	385,8	-3,4
Hidratos de carbono, g	2000	1789,8	10,5	2400	2245,4	6,4	2650	2454,9	7,4
Minerais:									
Cálcio, mg	900	554,7	38,4	1100	675,5	38,6	1200	702,4	41,5
Fósforo, mg	1350	955,5	29,2	1650	1184,4	28,2	1800	1283,4	28,7
Magnésio, mg	200	182,2	8,9	250	226,7	9,3	300	262,8	12,4
Ferro, mg	10	7,9	21,0	12	9,7	19,2	16,5	12,3	25,5
Vitaminas:									
V1, mg	0,9	1	-11,1	1,2	1,25	-4,2	1,4	1,45	-3,6
V2, mg	1,0	0,74	26,0	1,4	1,1	21,4	1,7	1,21	28,8
A, mkg	500	391,6	21,7	700	554,3	20,8	900	707,7	21,4
RR, mg	11	9,2	16,4	15	12,7	15,3	18	15,8	12,2
S, mg	50	29,5	41,0	60	35,9	40,2	70	42,2	39,7

3.4- quadro Ingredientes alimentares consumidos pelas crianças do principal grupo etário durante o verão e o outono

Nutrientes	4-6 y			7-10 y			11-14 y		
	Norma %	Atual	Falta de, %	Norma %	Atual	Falta de, %	Norma %	Atual	Falta de, %
Branco, g	70	57,2	18, 3	80,5	67,3	16, 4	88,5	72,7	17, 9
s.q. Proteína animal, g	46	28,9	37, 2	49	29,4	40, 0	53	29,6	44, 2
Óleo, g	70	48,1	31, 3	80	53,5	33, 1	87,5	60,5	30, 9
Hidratos de carbono, g	270	247,5	8,3	340	309,1	9,1	373	341,1	8,6
Potência, kcal	2000	1696, 6	15, 2	2400	2080, 8	13, 3	2650	2275, 4	14, 1
Minerais:									
Cálcio, mg	900	502,4	44, 2	1100	638,8	41, 9	1200	610,3	49, 1
Fósforo , mg	1350	825,3	38, 9	1650	999,4	39, 4	1800	1121, 8	37, 7
Magnésio , mg	200	170,3	14, 9	250	213,7	14, 5	300	251,1	16, 3
Ferro, mg	10	6,8	32, 0	12	8,8	26, 7	16,5	9,8	40, 6
Vitaminas:									
V1, mg	0,9	0,85	5,6	1,2	1,1	8,3	1,4	1,31	6,4
V2, mg	1,0	0,88	12, 0	1,4	1,25	10, 7	1,7	1,42	16, 5
A, mkg	500	423,7	15, 3	700	581,3	17, 0	900	741,3	17, 6
RR, mg	11	8,8	20, 0	15	11,8	21, 3	18	14,6	18, 9
S, mg	50	41,6	16, 8	60	49,3	17, 8	70	57,2	18, 3

Assim, na análise da dieta alimentar das crianças do grupo principal do inquérito, verificou-se que os produtos de pão são 50% mais do que a norma fisiológica durante o ano, e outros tipos de produtos alimentares, especialmente produtos de peixe, são consumidos grosseiramente menos do que a norma. Na análise dos nutrientes vitais da dieta, observou-se que a proteína, a gordura e os hidratos de carbono estavam significativamente abaixo da norma em todas as estações, especialmente a gordura. A capacidade da ração alimentar não é coberta em 6,4-15,2% em comparação com a norma. Na análise do valor nutricional de minerais e vitaminas (exceto a vitamina V1) da dieta alimentar, verificou-se que é inferior às normas estabelecidas de acordo com a idade e a estação. De um modo geral, a estrutura da patologia do sistema urinário em crianças e adolescentes internados no hospital depende da área onde as crianças vivem, das suas caraterísticas ecológicas e biogeoquímicas. A baixa qualidade e a inadequação da água e da ração alimentar na região, o não cumprimento dos requisitos leva ao desenvolvimento frequente de nefropatia dismetabólica (oxalatúria, cristalúria), ao mesmo tempo que a imunodeficiência secundária das crianças leva a um aumento dos processos microbiano-inflamatórios do sistema urinário, doenças dismetabólicas, cálculos urinários provoca o desenvolvimento de doenças.

CAPÍTULO IV
DESCRIÇÃO CLÍNICA E BIOQUÍMICA DE MARCADORES DE NEFROPATIA DISMETABÓLICA EM CRIANÇAS EM IDADE PRÉ-ESCOLAR E ESCOLAR

§4.1. Caraterísticas clínicas da fase inicial da nefropatia dismetabólica em crianças em observação

Ao recolher informação anamnésica e queixas de crianças em idade pré-escolar, foi realizada uma entrevista com os pais. Como resultado da análise bioquímica da urina, 960 (73%) de 1309 crianças sem queixas de SIT apresentaram cristais de sal na urina (ver Figura 4.1). De acordo com as propriedades minerais da urina das crianças, os uratos eram 11%, os cristais eram 16,5% e os oxalatos eram 45,6%. Pode verificar-se que, de acordo com os resultados da investigação, 46% das crianças do grupo principal têm perturbações metabólicas de natureza oxálica. O aumento da excreção de oxalatos pode estar relacionado ou associado ao consumo de alimentos ricos em oxalatos (tomate, espinafres, ácido ascórbico, etc.). Além disso, pode ocorrer devido a uma absorção deficiente de oxalatos em doenças do sistema gastrointestinal (ver Figura 4.2).

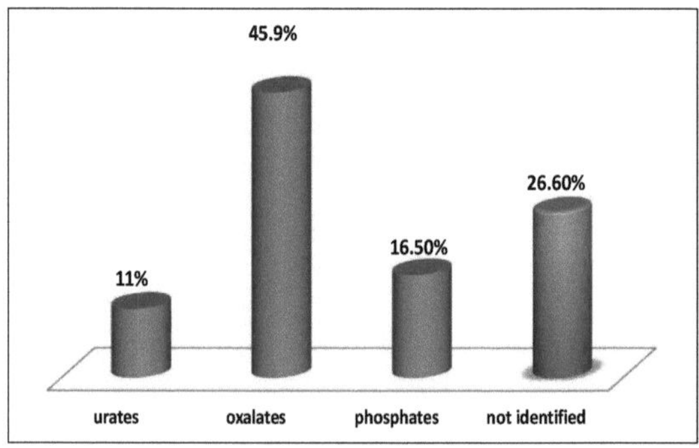

4.2- figura. Prevalência de resíduos de sal em função das propriedades minerais nas crianças objeto de investigação

Os sintomas específicos da DMN em crianças não foram claramente descritos. Conseguimos identificar sinais clínicos e laboratoriais precoces da doença em crianças selecionadas pelo método de aleatorização. Estes são os sinais clínicos nas crianças: dor no abdómen, sede, falta de ingestão de líquidos, sudação abundante, diminuição do apetite, diminuição da produção diária de urina (disúria), tendência para a obstipação, enurese, dores de cabeça, inchaço das pálpebras de manhã, pele seca, atraso no desenvolvimento físico da criança, explicado pela pressão arterial baixa e, simultaneamente alterações no ambiente alcalino da urina rN, elevada excreção de oxalato, urato, cristais de fosfato na urina e um aumento do número de leucócitos, proteinúria insignificante e uma diminuição da quantidade de urina excretada a partir dos dados da análise laboratorial. Um estudo de crianças no grupo principal mostrou que 64% das crianças em idade pré-escolar tinham pele seca e 77% das crianças em idade escolar tinham pele seca, incluindo sede e baixa ingestão diária de líquidos, distúrbios metabólicos, especialmente distúrbios do metabolismo do sal de água. pode estar associado ao processo patogénico.

4.1-tabela

Descrição dos sintomas clínicos das crianças do grupo principal no acompanhamento

Sinais clínicos	3-6 лет (п=429)	7-15 лет (п=531)	P
Diminuição da diurese	7,1±0,46	17±1,35	< 0,05
Atraso no desenvolvimento físico	48±5,2	61,01± 5,92	< 0,05
Tendência para a obstipação	6,01±0,9	13±0,36	< 0,05
Perturbação do apetite	36±2,43	27,01±1,35	>0,05
Enurese	21,3±0,41	-	
Inchaço das pálpebras	9,11 ± 0,71	15±2,12	< 0,05
Dor na zona lombar	-	20,05±1,02	
Dor abdominal	3,02±0,9	-	
Secura da pele	64,03±3,9	77,03 ± 4,71	< 0,05
Sintoma de Pasternatsky	27,1±1,38	29±2,1	< 0,05
Diminuição do ORS	-	3,01±0,28	
Redução DAB	11,1±0,52	15,01±2,12	> 0,05

Nota: o quadro apresenta indicadores com fiabilidade estatística.

O sintoma de Pasternatsky foi detectado em 27 (6%) das crianças em idade pré-escolar do grupo principal. Naturalmente, não foi observado com dor, mas com alterações significativas na composição da urina antes e depois do teste (R < 0,05), o mesmo indicador foi observado em 29 crianças em idade escolar (5,4%). Curiosamente, as crianças nunca se queixam de dores na frente ou atrás. Por conseguinte, o sintoma de Pasternatsky pode ser considerado uma das manifestações dos sinais clínicos da DMN.

Ao medir a pressão arterial (PA), verificou-se que, no grupo principal de crianças em idade pré-escolar, prevaleceu uma diminuição insignificante (±5 mm Hg) da pressão arterial diastólica (PAD) em comparação com crianças saudáveis. A diminuição da pressão arterial diastólica (PAD) no grupo principal de crianças mais velhas foi 2,5 vezes mais elevada do que no grupo de crianças em idade pré-escolar (R < 0,01). A pressão arterial sistólica manteve-se praticamente inalterada.

Assim, uma diminuição ocasional impercetível do nível de BAD é típica de crianças com DMN, e de crianças mais velhas, ou seja, é caraterística uma diminuição simultânea de SAB e BAD com o desenvolvimento de um processo patológico nos rins. É de salientar que este tipo de alterações na pressão arterial foi observado nas crianças do grupo de controlo apenas durante o esforço físico, ou seja, foi observado um aumento insignificante (±5 mmHg). Este é um indicador fisiológico (ver Figura 4.3).

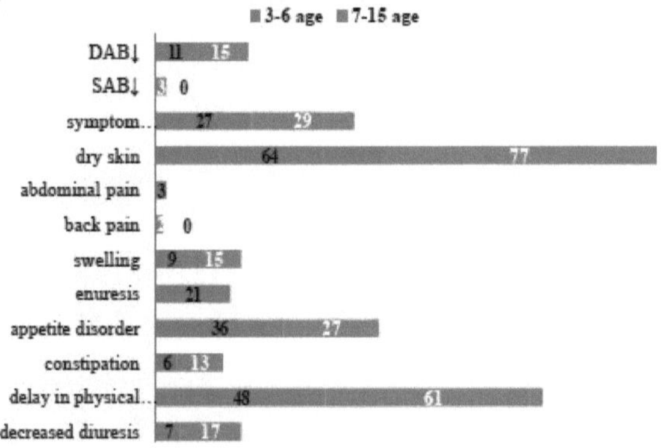

Figura 4.3. Descrição dos sintomas clínicos das crianças do grupo principal examinado

A manifestação de cristalúria e microhematúria persistentes foi de 27,7% nas crianças em idade pré-escolar do grupo principal. No grupo principal, durante o período escolar, em mais de metade dos indivíduos sob controlo, verificou-se que a proteinúria insignificante, bem como as pálpebras matinais, a dor na vista extrarrenal, na região das costas, na parte inferior do abdómen de vez em quando. Apesar do início precoce das doenças metabólicas, o risco de formação de SIT (7%) (R < 0,05) foi observado em crianças com mais de 10 anos de idade. A enurese ocorreu em até 4,5% das crianças em idade pré-escolar, mas não em todas as crianças em idade escolar. O atraso no desenvolvimento físico foi encontrado quase igualmente em crianças em idade escolar (11,4%) e em crianças em idade pré-escolar (11,1%). Assim, a presença de cristais de sal na urina (nomeadamente oxalatos), os sintomas clínicos gerais (pele seca, dores intermitentes na região lombar e no abdómen, diminuição da diurese, perda de apetite, obstipação, etc.) são estádios de lesão metabólica do rim, e doenças como a SII e a NIT também podem ser acrescentadas em estádios. Este facto obscurece ainda mais os sinais clínicos da nefropatia dismetabólica e é provavelmente uma das razões pelas quais a doença DMN é subdiagnosticada. Por conseguinte, o risco de desenvolver SYK e SIT em crianças com doença de DMN pode ser muito elevado.

§4.2. Caraterísticas bioquímicas dos parâmetros sanguíneos e urinários em crianças diagnosticadas com nefropatia dismetabólica

Como resultado de um estudo abrangente do estado funcional dos rins em crianças com nefropatia dismetabólica, são determinadas caraterísticas específicas da disfunção renal, dependendo do tipo de nefropatia. A DMN secundária refere-se a síndromes inflamatórios tubulares secundários, principalmente com cristalúria. Trata-se frequentemente de formas secundárias de DMN, que se encontram na prática clínica e são tradicionalmente definidas como hiperoxalúria e cristalúria de oxalato de cálcio, uricosúria, fosfatúria, consoante o tipo de sedimento urinário. Os nossos resultados sugerem que a nefropatia dismetabólica secundária em crianças tem suscitado maior interesse. Na fase seguinte, verificámos a composição em microelementos dos resíduos de sal na urina, tendo em conta os períodos de idade fisiológica das crianças nos grupos principais. Uma imagem interessante dos dados obtidos mostra o aumento da cristalúria em crianças em idade pré-escolar (27,7%). Este fenómeno pode ser avaliado como um estado temporário de imperfeições na estrutura anatómica e fisiológica dos rins. Ao mesmo tempo, isto pode indicar que o comprometimento parcial da função renal é como os estágios iniciais do desenvolvimento de danos renais dismetabólicos, mas sua gravidade depende do tipo de nefropatia e do grau de dano ao parênquima renal. Entre os alunos em idade escolar, esta percentagem é de 16,5%. Paralelamente ao crescimento e desenvolvimento físico da criança, este indicador também diminuiu com a melhoria do sistema renal. Os resultados obtidos mostram que o indicador mais elevado é o dos oxalatos. Os oxalatos eram 71% nas crianças em idade escolar e 51,2% nas crianças em idade pré-escolar. Em ambos os grupos etários, os níveis de oxalatos eram mais elevados do que os de uratos e cristais (ver Figura 4.4).

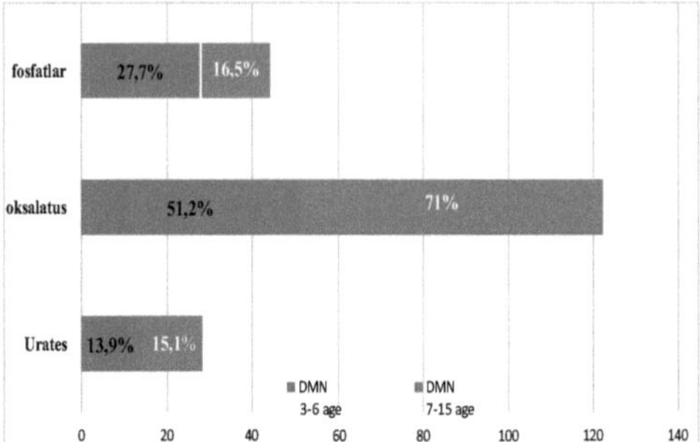

Figura 4.4. Propriedades minerais dos cristais detectados na urina do grupo principal de crianças examinadas

Nas crianças em idade escolar, os indicadores de uratos (13,9%) eram quase os mesmos que nas crianças em idade pré-escolar (15,1%). Os dados dos indicadores laboratoriais relacionados com os sintomas iniciais da DMN nas crianças foram interessantes: observou-se uma diminuição do volume diário de urina, um ambiente de pH urinário alcalino e hiperstenúria. Os resultados da diurese observados nas crianças do grupo principal foram inferiores (R < 0,05) em comparação com os resultados das crianças do grupo de controlo. Ao mesmo tempo, observamos que os indicadores médios do pH urinário se situavam ao nível da reação alcalina (6,9 ± 0,18, R<0,05) e diferiam significativamente dos resultados obtidos no grupo de controlo. De acordo com a informação apresentada na literatura, a base dos cálculos que se desenvolvem no sistema urinário das crianças é frequentemente formada por cristais de oxalato de cálcio, que por sua vez se formam devido a uma alteração do ambiente alcalino da urina. No entanto, nos nossos resultados, a quantidade de cálcio na urina não diferiu do nível normal.

Os indicadores morfológicos do sangue periférico em crianças do grupo principal são os seguintes: 88% das crianças têm um nível de hemoglobina abaixo de 100 g / l, 48% dos pacientes têm uma diminuição no número de eritrócitos de 4,0 x 1012 g / l; leucocitose acima de 11 x 109 g / l foi encontrada em 19% das crianças; 8% das crianças têm leucopenia insignificante (menos de 8 x 109 g / l); Linfocitose insignificante de mais de 60% foi observada em 31% dos pacientes, menos de 60% em 58% das crianças; Em 65% das crianças, foi observado um ligeiro aumento na CE. A hipocalemia foi detectada em 34% das crianças e a hipocalcemia foi detectada em 85% das crianças (ver Quadro 4.2). De acordo com os resultados da investigação, a quantidade de cálcio no sangue das crianças era baixa em comparação com a sua idade (1,98 ± 0,03), enquanto o potássio e o fósforo foram encontrados no soro sanguíneo a um nível normal. Nas crianças, observou-se um aumento da atividade da enzima - fosfatase alcalina total, que reflecte indiretamente a atividade do processo de formação óssea. Não foram encontradas outras razões para o aumento da atividade desta enzima nas crianças observadas. O nível de excreção urinária diária de cálcio e fósforo estava abaixo dos valores normais (ver Tabelas 4.3, 4.4, 4.5).

4.3-tabela Resultados da análise de urina nas crianças dos grupos principal e de controlo

Indicadores	grupo de controlo	Grupo principal
quantidade	64,0±8,6	72,4±6,5*
Leucócitos	5,9±0,82	6,5±0,63*
Epitélio escamoso	2,5±0,43	2,3±0,30
Epitélio de transição	0,5±0,07	0,8±0,11*
Epitélio renal	0	0,5±0,06**

Significância da fiabilidade de P nos grupos de controlo e principal: * - P < 0,05, ** - P < 0,01,*** - P < 0.001

4.4- tabela Resultados da análise geral do sangue nas crianças dos grupos principal e de controlo

Indicadores	grupo de controlo	Grupo principal
Hemoglobina	94,3±8,2	95,6±6,2
Leucócitos	6,3±0,27	7,9±0,63**
Eritrócitos	3,3±0,13	3,4±0,05
Linfócito	32,0±3,9	31,5±5,4
Monócitos	3,5±1,2	3,9±1,5
Plaquetas	195,7±43,8	198,6±56,0
Eosinófilos	3,4±0,28	4,3±0,34
CEE	6,2±1,3	7,3±2,1

Significância da fiabilidade de p nos grupos de controlo e principal: * - P < 0,05, ** - P <0.01, *** - P < 0.001

4.5-tabela Resultados da análise bioquímica do sangue em crianças dos grupos principal e de controlo

Indicadores	Grupo de controlo	Grupo principal
Proteína total	73,3±3,6	63,0±4,3*
Ureia	3,8±0,20	6,7±0,45***
Creatinina	56,68 ± 15,12	98,6±9,4**
ALT	16,±2,9	28,3±2,3***
AST	12,6±1,6	19,1±1,7***
Bilirrubina conjugada	2,7±0,58	5,7±0,66***
Bilirrubina livre	11,2±2,60	16,8±2,4***

Significância da fiabilidade de p nos grupos de controlo e principal: * - P < 0,05, ** - P < 0,01, *** - P < 0,001

Assim, os resultados acima referidos permitem-nos tirar conclusões sobre a deteção de oxalatúria em crianças antes do início da doença. Os resultados da nossa investigação podem beneficiar a prática clínica para prevenir o desenvolvimento da DMN em crianças em idade pré-escolar e escolar.

§4.3. Estado e descrição da taxa de filtração glomerular renal em crianças sob observação

A taxa de filtração glomerular renal (TFG) é o indicador mais exato que permite avaliar o estado funcional dos rins sob a forma de um único número preciso. Atualmente, a avaliação da TFG é relevante para os doentes e para os profissionais de saúde, estando em curso uma investigação ativa para utilizar o seu método simples, fiável e não oneroso. Isso pode apresentar algumas dificuldades na nefrologia pediátrica, principalmente na primeira infância, quando é necessário coletar o volume de urina para avaliar esse parâmetro, mas isso não foi um problema em nosso trabalho.

Os nossos resultados mostraram que, no estudo do grupo principal, a maioria das crianças teve uma diminuição moderada do nível de TFG renal (R < 0,05) em comparação com o grupo de controlo. Este facto foi constatado através da determinação do nível de TFG na fórmula de Schwartz (Schwartz) ml/min/1,73m2. Os resultados do TFG obtidos em crianças com nefropatia por oxalato são apresentados na tabela (Tabelas 4.6 e 4.7).

4.6-tabelas

Indicadores do nível renal de GFT em crianças saudáveis com nefropatia por oxalato

GFT	Creatinina Schwartz ml/min/1,73m2	Creatinina Schwartz ml/min/1,73m2
Grupo principal	98,57± 9,41	62,87± 24,17
Grupo de controlo	56,68 ± 15,12	108,3 ±21,0

De acordo com os dados obtidos, em comparação com o grupo de controlo, todas as crianças examinadas do grupo principal apresentaram o primeiro nível de diminuição do TFG de acordo com Schwartz (62,87±24,17). Mostrou também que a quantidade de creatinina (98,57 ± 9,41) nas crianças do grupo principal estava aumentada em comparação com o grupo de controlo (56,68 ± 15,12) (R < 0,01). As nossas investigações seguintes consistiram na determinação dos parâmetros de TFG em crianças com nefropatia por oxalato, que foi a mais frequente (46%) no nosso grupo principal, com base na troca de fósforo-cálcio prejudicada na função renal. Os resultados do estudo mostraram que as crianças do grupo principal apresentavam uma diminuição significativa do TFG (62,87±24,17), juntamente com um aumento significativo da creatinina e da ureia séricas (R < 0,001).

4.7-tabela.

Indicadores GFT no contexto de perturbações do metabolismo do fósforo-cálcio em crianças com nefropatia por oxalato

Indicadores	Grupo de inspeção (M±m)		Grupo de inspeção (M±m)
	Grupo principal (n=171)	Grupo de controlo (n=40)	
	61,7± 24,17	108,3 ±21,0	< 0,001
GFT	1,98 ± 0,006	2,25 ± 0,022	< 0,05
(Fr. ml/min /1,73 m2)	1,12 ± 0,010	1,17 ± 0,037	> 0,05
cálcio total (mmol/l)	98,57± 29,41	56,68 ± 15,12	< 0,001
fósforo (mmol/l)	6,7 ± 0,78	3,8 ± 0,20	< 0,05

Ao mesmo tempo, nas crianças com nefropatia por oxalato, com excreção diária normal de cálcio pela urina, observou-se uma diminuição significativa do cálcio total sérico (1,98 ± 0,006), estatisticamente diferente dos valores do grupo de controlo (2,25 ± 0,022 R<0,001). Este facto pode dever-se à ligação do cálcio aos oxalatos no intestino e a um ligeiro comprometimento da absorção intestinal do cálcio. Um estudo dos níveis séricos de fósforo em crianças com nefropatia por oxalato não mostrou diferenças estatisticamente significativas em comparação com os controlos. No entanto, na fase inicial da DMN, o GFT renal diminuiu. Isto indica que todas as partes dos tubos funcionam com tensão. A hiperfiltração foi causada pelo aumento absoluto da urina e da depuração de creatinina, sódio, fosfatos, excreção diária de aminoácidos, reabsorção das substâncias estudadas nos tubos. A excreção diária de amoníaco urinário estava significativamente aumentada nas crianças com cristalúria em comparação com os controlos (R < 0,05). Portanto, a comparação dos sinais metabólicos e dos indicadores do metabolismo do fósforo-cálcio mostra a presença de doenças metabólicas nos rins das crianças, em particular, no período de 3 a 15 anos, a fase inicial da DMN - nefropatia por oxalato. Os resultados mostram que a oxalatúria é um sintoma precoce de DMN e requer uma consulta com um nefrologista e a utilização de tratamento e medidas preventivas que afectam o estado dos rins.

Assim, ao avaliar a quantidade de GFT, permite uma avaliação mais precisa das funções renais, bem como a deteção atempada de lesões renais na prática clínica e uma avaliação precisa das manifestações clínicas precoces da nefropatia dismetabólica. Isto indica a necessidade de melhorar os métodos de utilização deste marcador na prática pediátrica e de o implementar mais amplamente.

§4.4. Correlação entre os parâmetros da nefropatia por oxalato em crianças e os elementos biogeoquímicos ambientais

Foram efectuadas análises de correlação entre o TFG e a excreção urinária de cristais de sal para analisar a relação entre as alterações da capacidade de filtração renal e o nível de doença dismetabólica. Como se pode ver na Tabela 4.8, existe uma correlação positiva, direta e fiável ($R<0,05$) entre o valor do TFG e os indicadores de doenças dismetabólicas: a excreção diária de oxalatos ($g = +0,9005$), uratos ($g = +0,4318$), cálcio ($g = +0,5473$) está correlacionada de forma fiável com a composição da urina e a gravidade específica máxima da urina ($g = +0,4877$). Entre eles, o oxalato tem a correlação positiva mais elevada com o TFG ($g = +0,9005$). Globalmente, concluímos que todos os parâmetros das doenças dismetabólicas renais estão estatisticamente muito correlacionados com as constantes do TFG.

4.8 tabela Descrição da relação entre a capacidade de filtração renal e os parâmetros de alterações dismetabólicas nas crianças em observação

Métricas analisadas		Estatísticas de fiabilidade	
		r	P<
GFT	oxalatos	+0,9005	0,001
	uratos	+0,4318	0,05
	Cálcio	+0,5473	0,01
	gravidade específica da urina	+0,4877	0,05

Nota: o quadro mostra a relação entre o GFT e o total dos indicadores de saúde renal doença dismetabólica

Assim, respetivamente, a densidade de correlações fiáveis entre os parâmetros da capacidade de filtração renal e os distúrbios dismetabólicos renais nas crianças examinadas foi de 72% para os oxalatos urinários, 37,1% para os uratos, 41% para o cálcio e 35,2% com a gravidade específica da urina. Uma das etapas seguintes da nossa investigação consistiu em analisar a correlação entre os oxalatos urinários e os elementos presentes na água e nos alimentos consumidos pelas crianças. A excreção de oxalatos urinários é determinada principalmente pela atividade funcional dos rins.

4.9- Tabela Classificação da correlação entre a excreção de oxalato e os elementos presentes na água potável e nos produtos alimentares em crianças sob observação.

Métricas analisadas		Estatísticas de fiabilidade	
urina	na água potável e nas misturas alimentares	r	P<
oxalatos	zinco	+0,8256	0,01
	Cálcio	+0,9563	0,001
	ferro	+0,7921	0,01
	manganês	+0,6635	0,05
	potássio	+0,9012	0,001
	silício	-0,7851	0,01
	cloro	-0,5827	0,05
	sódio	+0,9146	0,001
	fósforo	+0,6824	0,05

Ao realizar uma análise de correlação entre os oxalatos na urina e os oligoelementos na água potável, produtos alimentares e dieta diária (zinco - r = + 0,8256, R < 0,01; cálcio - r = + 0,9563, R < 0,001; potássio - r = + 0,9012, R < 0,001; sódio - r = + 0,9146, R < 0,001) foi encontrada uma forte correlação direta elevada. Além disso, veja a correlação direta média com oxalatos na água e dieta diária - fósforo (r = + 0,6824, R < 0,05) e manganês (r = + 0,6635, R <

0,05) possível Ao mesmo tempo, verificou-se que o silício (r = - 0,7851, R < 0,01) e o cloro (r = -0,5827, R < 0,05) estão inversamente correlacionados com as constantes de oxalatúria. Com base nos resultados obtidos, pode concluir-se que todos os parâmetros de excreção renal podem não estar estatisticamente correlacionados com os micronutrientes presentes na água potável e nos alimentos. Além disso, devemos lembrar que não só os rins, mas também o sistema gastrointestinal, os pulmões e a pele estão envolvidos na manutenção da troca de água-sal e ácido-base.

No geral, a correlação entre a água potável e a ingestão de alimentos e a nefropatia por oxalato nas crianças observadas foi muito elevada, 87,1%. A análise das caraterísticas higiénicas da nefropatia por oxalato mostrou que o seu desenvolvimento depende da zona onde as crianças vivem, das suas caraterísticas ecológicas e biogeoquímicas. O zinco na dieta água-alimentos na região de Khorezm, a parte norte da nossa república. imunodeficiência devido à deficiência de zinco e iodo leva ao desenvolvimento frequente de DMN. Áreas com um claro desequilíbrio de macro-microelementos, um nível elevado de sal e metais pesados no solo e na água provaram ser um dos principais factores na manifestação frequente de doenças dismetabólicas e possíveis distúrbios metabólicos, a formação de urolitíase em crianças e adultos. Assim, podemos concluir que em crianças com nefropatia por oxalato, a densidade de correlação entre os parâmetros estudados será elevada. Isto mostra que as crianças são altamente dependentes da área onde vivem, bem como da qualidade da água potável e dos alimentos.

CAPÍTULO V

CORRECÇÃO DA NUTRIÇÃO E MELHORIA DAS MEDIDAS TERAPÊUTICAS EM CRIANÇAS COM NEFROPATIA POR OXALATO

A fase seguinte da nossa investigação é a prevenção da doença DMN e a correção da dieta das crianças com nefropatia por oxalato que vivem na região de Khorezm, tendo em conta a dieta atual e a água potável. Para resolver este problema, começámos por fazer uma análise retrospetiva do exame clínico programado das crianças nas policlínicas familiares da cidade de Urganch e nas policlínicas pertencentes à associação médica dos distritos, bem como da história clínica das crianças com DMN, PN e SYI, da história clínica dos doentes tratados em regime de internamento no departamento somático e nefrológico do hospital da cidade (cartão 112). O exame clínico das crianças com DMN e SYI revelou défices significativos. A maioria dos doentes não tem um programa de reabilitação individual, os exames laboratoriais e instrumentais necessários não foram efectuados na totalidade, metade deles não teve uma consulta especializada restrita, a terapia contra a recorrência da doença foi prescrita muito raramente. Durante a reabilitação das crianças, não foram dadas recomendações suficientes sobre mudanças de estilo de vida, terapia dietética, hábitos de consumo, o estado funcional dos rins não foi avaliado e os sintomas iniciais da DMN não foram detectados na análise da urina (oxalatúria, uratúria, etc.). Devido a esta abordagem formal do acompanhamento no dispensário, as recidivas frequentes da doença eram acompanhadas de uma diminuição da função renal. Por conseguinte, o desenvolvimento precoce da DMN. Quando determinámos a qualidade dos cuidados médicos prestados às crianças com DMN, PN e SYI no hospital, ficou demonstrado que existem algumas deficiências no exame e tratamento dos doentes, tanto no departamento somático do hospital da cidade como no hospital de nefrologia. Entre as considerações mais importantes, destaca-se a subnotificação dos estudos de diagnóstico, incluindo os parâmetros laboratoriais que determinam o processo inflamatório, o TFG e a análise bioquímica da urina. Na nossa opinião, uma das maiores lacunas é a abordagem oficial das recomendações para a alta do paciente do hospital e a reabilitação de pacientes com DMN, bem como a comunicação constante e a duração entre especialistas, organização de educação pré-escolar e médicos escolares no hospital, policlínica, departamento de terapia de reabilitação (centro), o critério dos médicos não foi cumprido.

§5.1. Eficácia da dieta + Uralesan no tratamento complexo da nefropatia por oxalato em crianças em idade pré-escolar e escolar

Os nossos resultados revelaram a necessidade de um medicamento que melhore o fornecimento de sangue aos rins e os processos hemodinâmicos e urodinâmicos, que tenha um efeito anti-inflamatório no trato urinário e nos rins, e que o direccione para o tratamento complexo da nefropatia por oxalato, a mais comum nas crianças. É também de salientar que, quando a atividade funcional do rim diminui, os processos de danos metabólicos do rim aumentam, para além disso, os oxalatos entram no corpo com a ajuda de factores alimentares, o que acaba por levar ao desenvolvimento de nefropatia dismetabólica secundária. Isto sugere que é aconselhável utilizar uma dieta com restrição de sal para evitar este fluxo. Por isso, escolhemos o Uralesan + dieta como medicamento. O medicamento Uralesan está incluído na lista de medicamentos não sujeitos a receita médica (aprovado pelo Despacho do Ministério da Saúde nº 96 de 11/12/2019, registado pelo Ministério da Saúde nº 3200 de 12.06.2019). Na 3ª fase da nossa investigação, utilizámos o xarope de Uralesan como medicamento antioxidante que melhora os processos metabólicos do organismo no tratamento complexo da nefropatia por oxalato. A forma de dosagem do xarope de Uralesan é um líquido amarelo claro com uma tonalidade esverdeada, com um cheiro específico. Os ingredientes activos deste medicamento são: óleo de zimbro - 0,419 g, óleo de folha de hortelã-pimenta - 0,105 g, extrato líquido de sementes de cenoura selvagem - 1,204 g, extrato líquido de sementes de lúpulo - 1,726 g, extrato líquido de erva dushitsa

- 1,195 g. 80 polissorbato (twin-80) - 4,253 g, ácido cítrico mono-hidratado - 0,097 g, ácido sórbico - 0,146 g, xarope de açúcar (sacarose, água) - 91,730 g, edetato dissódico (Trilon B) - 0,0002 g, água purificada - 100 ml. O medicamento combinado pertence ao grupo dos antiespasmódicos à base de plantas. O Uralesan reduz a inflamação no trato urinário e nos rins, melhora o fornecimento de sangue aos rins e ao fígado, tem um efeito diurético, antibacteriano e laxante, forma um coloide protetor na urina e normaliza o tónus dos músculos lisos da parte superior do trato urinário e da vesícula biliar. Urolesan®-M aumenta a excreção de ureia e cloretos, ajuda a expulsar pequenos cálculos e areia da bexiga e dos rins. O medicamento é bem absorvido, o seu efeito começa em 20-30 minutos e dura 4-5 horas, o efeito máximo ocorre em 1-2 horas, é removido do corpo através do trato gastrointestinal e dos rins. Nas doenças dos cálculos, se o diâmetro do cálculo for superior a 3 mm, o nível de glicose no plasma for elevado, em doentes com hipersensibilidade aos componentes do medicamento, em crianças com gastrite, úlcera gástrica e úlcera duodenal, este medicamento não foi utilizado. Na nossa investigação, selecionámos 211 crianças de 960 crianças com idades compreendidas entre os 3 e os 15 anos a quem foi diagnosticada nefropatia por oxalato. As crianças selecionadas para o nosso estudo incluíam crianças com doença renal tratadas e não tratadas, uma vez que a maioria das crianças não apresentava queixas mesmo quando a cristalúria de oxalato era detectada no exame clínico. Isto tem um risco elevado de desenvolver uma forma dosomológica de DMN. Ao analisar a anamnese e a evolução da doença e as condições de vida nos grupos de crianças examinados, quase não se registaram diferenças.

As crianças examinadas foram divididas em 4 grupos:
1 - grupo de comparação (controlo) - 40 crianças com idades compreendidas entre os 3 e os 15 anos (20 raparigas e 20 rapazes) - foram tratadas com vitaminas durante 2 cursos: vitamina A (1000 BR / ano /24 horas), vitamina E (1 -1,5 mg/kg uma vez por dia), vitamina V6 (1-3 mg/kg uma vez por dia) continuaram com um intervalo de 4 semanas.
2 - grupo de crianças que receberam xarope de Uralesan - 41 crianças com idades compreendidas entre os 3 e os 15 anos (22 raparigas e 19 rapazes admitidos) - a quantidade foi prescrita de acordo com a idade com um curso de tratamento de 1 mês: crianças em idade escolar - 5 ml 3 vezes por dia; crianças em idade pré-escolar - foi recomendado beber 2-4 ml 3 vezes por dia.
3 - Um grupo de crianças a quem foi recomendada uma dieta apenas durante um ano

- Trata-se de 80 crianças com idades compreendidas entre os 3 e os 15 anos (34 raparigas e 46 rapazes). A ingestão de muitos líquidos é um tratamento versátil para qualquer DMN, uma vez que ajuda a reduzir a concentração de solutos na urina. Durante o dia, é importante prestar especial atenção à quantidade de líquidos que as crianças consomem e à quantidade e hora de urinar (mesmo quando a criança está a dormir). No tratamento da nefropatia por oxalato em crianças, a noctúria induzida pela ingestão de líquidos antes de deitar é eficaz. Recomendamos que a criança beba bastante água potável natural, simples ou embalada enriquecida com minerais ao longo do dia. Porque beber muitos líquidos durante o dia reduz a acidez da urina, reduz a quantidade de hidratos de carbono e de cálcio na urina e ajuda a eliminá-los do organismo. Isto ajuda a prevenir o desenvolvimento de doenças renais crónicas na criança e a formação de cálculos. O objetivo da dietoterapia é evitar a ingestão excessiva de cistina, metionina e outros ácidos contendo enxofre no corpo da criança. Para este efeito, os produtos ricos em metionina e aminoácidos contendo enxofre, sais de pá, tais como queijo cottage, peixe, ovos, carne, etc., também foram excluídos (ou severamente limitados) da dieta da criança. Durante esta dieta, a quantidade de metionina no corpo diminui para 0,7 g por dia. Uma criança deve beber pelo menos 2-2,5 litros de líquidos por dia. Também é muito importante beber líquidos antes de ir para a cama à noite. Foi recomendada a ingestão de água enriquecida com minerais para aumentar o ambiente alcalino da urina. Ajuda a aumentar o pH da urina para 7,5-8,0. Cursos de tratamento - 1-3 meses, 2 vezes por ano, no inverno (dezembro, janeiro) e no verão.

4 - no grupo de crianças que receberam Uralesan + dieta

Foram selecionadas 50 crianças com idades compreendidas entre os 3 e os 15 anos (27 raparigas e 23 rapazes). Foram submetidas a um tratamento com Uralesan numa quantidade adequada à idade durante 1 mês: crianças em idade escolar - 5 ml de Uralesan 3 vezes por dia + dieta durante um ano; crianças em idade pré-escolar - foi recomendado Uralesan 2-4 ml 3 vezes por dia e dieta durante mais um ano.

Todas as crianças foram submetidas a exames clínicos e laboratoriais antes e depois do tratamento. As crianças dos grupos 3 e 4 foram examinadas de 3 em 3 meses, e as crianças dos grupos 1 e 2 foram examinadas duas vezes por ano (aos 6 e 12 meses). Os dados obtidos são apresentados na tabela.

No grupo de controlo 1, quando as crianças utilizaram a terapia vitamínica, após 4 semanas, a taxa de cristalúria manteve-se até 68%, tendo sido observada uma tendência para diminuir a excreção de ácido úrico na urina. 57,8% das crianças apresentaram uma redução significativa da excreção de leucócitos e do epitélio renal.

Com base no tratamento vitamínico, também se verificou uma diminuição da deficiência multivitamínica - pele seca, hiperqueratose, estomatite, alterada para um lado positivo, e também na síndrome urinária: a microhematúria neste grupo de doentes desapareceu em 41,7% e a proteinúria em 50%. Quando tratados com vitaminas, notou-se uma ligeira diminuição da oxalatúria, este estado atingiu 6 meses. Um fator importante que afecta a formação de cristais na urina e o desenvolvimento de hematúria é a quantidade de cálcio na urina. As crianças do grupo de controlo apresentavam os níveis de cálcio mais baixos e os seus níveis não se alteraram durante os 6 meses de tratamento. A contagem do sangue periférico também estava dentro dos valores normais para a idade. Mas o efeito do tratamento com complexo vitamínico foi temporário. Os valores da tensão arterial em todas as crianças não excederam a norma para a sua idade.

2- grupo. Foi observada uma diminuição da excreção de sais da composição da urina nas crianças deste grupo. No grupo tratado com Uralesan, os doentes registaram um aumento de 10% da TFG, o que constitui um indicador de reserva renal preservada. Além disso, foi observada uma redução de 79,3% dos leucócitos e uma diminuição significativa da excreção de urina do epitélio renal nas crianças. No entanto, 20,7% das crianças apresentam estes indicadores. O estudo mostrou que o tratamento com Uralsan deve ser repetido em 2-3 meses. Com base na análise bioquímica, deve prestar-se atenção às enzimas ALT e AST. Após um curso de tratamento com Uralsan, o conteúdo destas enzimas no sangue diminuiu significativamente em comparação com os indicadores das crianças do grupo de controlo. A bilirrubina livre no sangue foi reduzida para quase metade em comparação com o grupo de controlo. A diurese foi quase duplicada em comparação com o grupo de controlo. As pontuações AB anormalmente alteradas voltaram ao normal como SAB e DAB em todas as crianças.

3- grupo. A oxalatúria foi reduzida até 70,2%, mas a cristalúria foi reduzida até 30%, em comparação com o grupo de controlo em crianças que receberam apenas conselhos dietéticos. Nos pacientes deste grupo, o GFT aumentou em 7% com base no tratamento dietético. As melhorias nas análises do sangue periférico e nos parâmetros bioquímicos ainda não eram significativas. Em particular, no que diz respeito à quantidade de hemoglobina em todos os grupos, após o curso do tratamento, esta aumentou ligeiramente, o que requer um tratamento com medicamentos anti-anémicos. Com base na dietoterapia, observou-se uma diminuição da estomatite, também se observou uma dinâmica positiva na síndrome urinária: a microhematúria desapareceu em 41,7%, a proteinúria desapareceu em 50% dos pacientes do grupo principal. No entanto, os sintomas como a pele seca e a hiperqueratose mantiveram-se. As pontuações AB, os rácios SAB e DAB permaneceram inalterados em todas as crianças. Assim, um regime de fluidos elevados com terapêutica dietética que não conseguiu alcançar o resultado desejado em todas as crianças exigiu a recomendação de agentes estabilizadores de membrana adicionais.

4- No grupo de crianças, após o curso do tratamento (Uralesan + dieta), as diferenças na diminuição da hematúria, a diminuição da quantidade de cálcio na urina são especialmente significativas. Verificou-se uma tendência para diminuir a excreção de ácido úrico na urina. Além disso, neste grupo, em contraste com o grupo de controlo, a excreção urinária de leucócitos e epitélio renal foi reduzida em 1,5 vezes, e a excreção de fosfolípidos foi interrompida. Com base no tratamento, as manifestações de pele seca, hiperqueratose e estomatite desapareceram completamente, observou-se uma dinâmica positiva na síndrome urinária: a perda de microhemurúria foi de 91,7% e a proteinúria foi de 98,7%.

Por alterações no sangue periférico, todos os parâmetros, exceto a hemoglobina, voltaram ao estado normal. No caso da anemia em crianças, continua a ser necessário um tratamento específico com medicamentos antianémicos. Os valores de AB foram normalizados como SAB e DAB em todas as crianças. Durante o estudo, registou-se o seguinte:

- todas as crianças em idade escolar e os pais de crianças em idade pré-escolar pequena notaram a facilidade de utilização dos medicamentos Uralesan;

- ficou provado que alguns pais chegaram mesmo a abandonar a terapia com complexos vitamínicos, invocando o incómodo de consumir grandes quantidades de substâncias à base de plantas durante o dia e preferindo o Uralesan e a dieta.

Agora prestamos atenção ao estado de mudança durante o tratamento nos grupos de pesquisa de GFT, um dos principais parâmetros do rim. Os resultados da nossa investigação mostraram que a TFG, que é um dos principais indicadores da função de filtração dos rins, aumentou 2 vezes nos doentes do grupo 4, ou seja, com base no tratamento combinado com a dieta Uralesan (antes 62,87±17,22, depois 126,11±43,59.R <0,01). Como resultado, o GFT aumentou apenas 8% (108,3 ± 21,0 antes, depois 126,1 ± 43,59, R <0,05) com base no tratamento vitamínico em crianças do grupo 1, o mesmo resultado foi observado no grupo 3, ou seja, apenas também foi observado em nossos filhos do grupo recebendo uma dieta especial (antes 68,81 ± 27,69, depois 87,11 ± 62,76, R <0,05). O estado de alteração impercetível deste indicador indica que a reserva da capacidade funcional do rim está preservada (tabela 5.2).

5.2-Quadro

Classificação dos parâmetros renais do TFG antes e depois do tratamento em crianças com nefropatia por oxalato

Grupos	Tipo de tratamento	Shvartsa (Schwartz) ml/min/1,73m2		P
		Antes de	após	
1	(Grupo de controlo)	108,3 ±21,0	112,71± 19,93	<0,05
2	Vitaminas	62,48± 26,43	98,83 ± 31,42	<0,01
3	Uralesan	68,81± 27,69	87,11 ± 62,76	<0,05
4	Dieta	62,87± 24,74	126,1 ± 43,59	<0,001

Nas nossas crianças que receberam o medicamento Uralesan no grupo 2, o TFG alterou-se significativamente de forma positiva (antes 60,28±26,43, depois 98,83±31,42, R<0,01), mas não atingiu o índice fisiológico normal. Foi observada uma alteração positiva muito significativa nas crianças dos 4 grupos em que foi recomendado Uralesan+dieta. O TFG das crianças deste grupo (antes 61,37 ± 24,74, depois 126,1 ± 43,59, R<0,001) atingiu quase a norma. Esta situação pode ser enfatizada de tal forma que, com base na estimulação de Uralesan, o aumento da GFT foi acompanhado por um aumento significativo nas capacidades funcionais não só do glomérulo, mas também do aparelho tubular renal, o que mostra um efeito positivo sobre o estado inflamatório do parênquima renal, com base na hemodinâmica renal - devido a um aumento do fluxo sanguíneo capilar. é possível que esteja acontecendo. Assim, no 4º grupo de crianças a quem foi recomendado Uralesan+dieta, a TFG do rim aumentou 50%, enquanto que no 1º, 2º e 3º grupos, este indicador não ultrapassou os 7-10%. Isto mostra que o TFG em 4 grupos de crianças aumentou 2 vezes em comparação com o estado pré-tratamento (ver Figura 5.4).

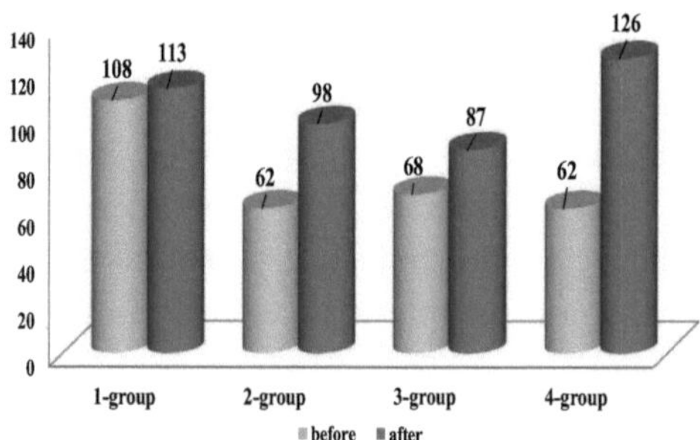

Figura 5.4. Valores de TFG pré e pós-tratamento (Schwartz ml/min/1,73m2) em crianças com nefropatia por oxalato.

Durante o nosso estudo, prestámos grande atenção aos cristais de oxalato e à diurese diária na urina das crianças dos grupos de tratamento recomendados para a nefropatia por oxalato. A quantidade de oxalatos diários na urina das crianças do grupo de controlo 1, tratadas com vitaminas, não diferiu significativamente entre o estado pré-tratamento e o estado pós-tratamento (antes 1475,7±63,8 µmol/dia, depois 1340,1±61,9 µmol/dia). A excreção de oxalato não diminuiu para o valor padrão. Em contrapartida, após 6 meses, estas crianças apresentaram um aumento de 83% dos sais de oxalato na urina. Este facto provou mais uma vez a função das vitaminas para aumentar o metabolismo de todas as substâncias no organismo. Mas, ao mesmo tempo, mostra que a gama de influência sobre a oxalatúria é relativamente ineficaz. A produção média diária de urina é relativamente baixa neste grupo de crianças. Mesmo após o tratamento, não aumentou significativamente (antes 620,6±46,2 ml/dia, após 695,7±49,4 ml/dia R<0,05). (Ver Tabela 5.3).

5.3-Quadro

Excreção diária de urina e nível de sais de oxalato nas crianças em função do tipo de tratamento

Grupos	Tipo de tratamento	Guruhlar				P
		Antes de	Depois de	Antes de	Depois de	
1	Vitamino	1475,7±63,8	1340,1±61,9	618,3±46,2	649,6±49,4	<0,05
2	terapia	1751,0±88,6	964,9±52,8	796,3±83,6	1126±60,5	<0,01
3	Uralesan	1765,6±87,2	1077,5±55,1	737,5±82,3	873,1±91,1	<0,05
4	Dieta	1757,0±88,9	665,78±49,3	828,6±84,2	1222,2±96,8	<0,001

No grupo 2, crianças que receberam apenas xarope de Uralesan, a quantidade de oxalatos urinários diários foi significativamente diferente de antes do tratamento para depois do tratamento (antes 1751,0±88,6 µmol/dia, depois 964,9±52,8 µmol/dia, R<0,05). O teor de oxalatos na urina destas crianças diminuiu quase 2 vezes (normalmente, o teor de oxalatos na urina de crianças com idades compreendidas entre os 3 e os 15 anos pode ser de 98-280 µmol/dia). A razão para isto deve-se principalmente ao facto de o medicamento Uralesan aumentar a excreção de ureia e cloretos, ter a propriedade de ajudar a expulsar pequenas pedras e areia da bexiga e dos rins. No entanto, no 30º dia de tratamento, foi observada cristalúria com oxalato em 12% das crianças deste grupo, e a mesma condição foi novamente detectada durante o exame 3 meses após o início da terapia. O volume médio diário de urina era menos excretado nas crianças deste grupo antes do tratamento. Após a toma do medicamento Uralesan, a diurese aumentou ligeiramente (antes 796,3±83,6 ml/dia, depois 1126±60,5 ml/dia, R<0,05). Neste caso, ficamos convencidos da função diurética do medicamento Uralesan.grupo 3, nos grupos que realizaram o processo de reabilitação apenas com dieta, a quantidade de oxalatos na urina diminuiu significativamente (antes 1765,6±87,2 µmol/dia, depois 1077,5±55,1 µmol/dia), mas não atingiu o nível padrão (na norma 100-200 µmol/dia em crianças de 3-15 anos). É claro que a limitação do consumo de alimentos contendo sais de oxalato, no entanto, mostrou que a patogénese da nefropatia secundária por oxalato é principalmente um fator alimentar. O oxalato na urina pode estar associado a uma ingestão insuficiente de líquidos e ao tempo quente. Como resultado do tratamento dietético de crianças, verificou-se que a água utilizada era de baixa qualidade e continha sais de oxalato. Assim, no caso da nefropatia por oxalato, ficou demonstrado que a dieta por si só não é suficiente para eliminar os sais de oxalato. A diurese diária também é relativamente baixa neste grupo de crianças. Mesmo após o tratamento, não se alterou significativamente, apenas aumentou 140 ml (antes 737,5±82,3 ml/dia, após 873,1±91,1 ml/dia, R<0,05). 4 - A quantidade de oxalatos na urina das crianças que foram recomendadas juntamente com Uralesan + dieta diminuiu 3 vezes em relação ao nível antes do tratamento (antes 1757,0±88,9μmol/dia, depois 665,78±49,3μmol/dia). É de salientar que a dieta Uralesan + elimina simultaneamente o fator alimentar no organismo e impede a formação de oxalatos, formando um coloide protetor na urina. A diurese diária era menos segregada nas crianças deste grupo antes do tratamento. Após a toma conjunta de Uralesan + dieta, a diurese aumentou e aproximou-se da norma diária (antes 828,6±84,2 ml/dia, depois 1222,2±96,8 ml/dia R<0,001). Mais uma vez, ficámos convencidos de que o medicamento Uralesan aumenta a diurese (ver Figura 5.5).

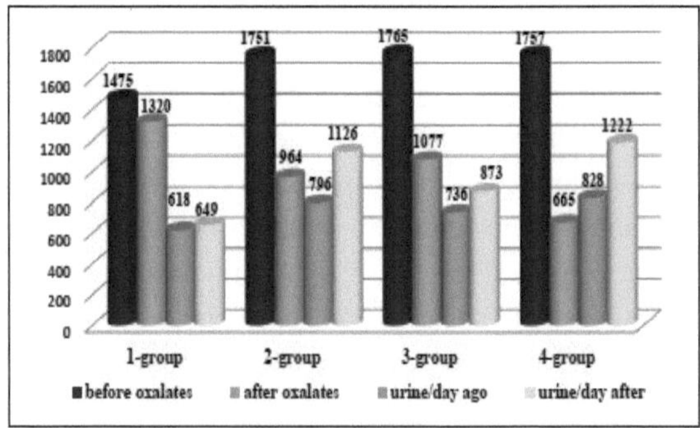

Figura 5.5. Débito diário de urina e sais de oxalato em crianças, consoante o tipo de tratamento

Assim, os resultados do estudo não foram os resultados esperados nos grupos de crianças a quem foi recomendada terapia vitamínica e dieta durante o período de reabilitação da nefropatia por oxalato de crianças em idade pré-escolar e em idade escolar na região de Khorezm. Além disso, durante o período de reabilitação, o bom resultado esperado não foi obtido nas crianças a quem foi

prescrito apenas Uralesan, nas quais a oxalatúria foi novamente observada no prazo de 6 meses após o fim do tratamento. Mas o grupo 4 mostra que o Uralesan + dieta foi mais eficaz nas crianças que o utilizaram em conjunto. A administração do medicamento juntamente com a dieta ajuda a normalizar os processos metabólicos, a força
tem um efeito anti-inflamatório no parênquima renal e melhora o fluxo sanguíneo capilar. Recomenda-se a utilização deste complexo para o tratamento complexo de crianças com nefropatia por oxalato.

§5.2. Critérios de grupo de risco e algoritmo de diagnóstico precoce da nefropatia dismetabólica em crianças e adolescentes que vivem na região de Khorezm

I. Critérios para a formação de um grupo de risco no desenvolvimento de DMN em criançasA. Fatores de alto risco para o desenvolvimento de DMN em crianças:

1. Hiperoxalatúria;
2. Proteinúria;
3. Hiperfosfatúria;
4. Hiperuratúria;
5. Patologia renal no exame UTT;
6. Pele seca;
7. Zona ecologicamente desfavorável;
8. A presença de uma grande quantidade de sal nos produtos alimentares;
9. A composição da qualidade da água potável cumpre os requisitos higiénicos e o OzDSt 950-2011 não está a chegar;

B. Factores de risco de baixo nível para o desenvolvimento de DMN em crianças:

1. não observância da rotina diária e da alimentação das crianças e dos adolescentes;
2. tomar medicamentos durante a gravidez;
3. doenças e complicações durante a gravidez da mãe;
4. Fator alimentar: alimentação artificial, alimentação precoce de alimentos complementares, alimentação pala-parto;
5. factores médicos e biológicos (parto complicado, idade dos pais);
6. fator hereditário (doenças do sistema de subtração da mãe, dos pais e dos filhos, doenças do trato gastrointestinal, doenças endócrinas, doenças DST);
7. indicadores clínicos (diminuição da tensão arterial, nomeadamente diastólica,

sinal positivo de Pasternatsky);
8. Análises bioquímicas (pH ambiente da urina, densidade da urina, proteinúria insignificante, turvação da urina);
9. Doenças vividas desde a infância (DPI, doenças alérgicas,
doenças renais agudas e crónicas, infecções diversas); a criança é intelectual
e avaliação do estado de desenvolvimento do sistema nervoso (não direcionado
e multi
a presença de um sentimento de medo na criança
a observação de várias convulsões), a criança é de uma gravidez precoce, a mãe
número de gravidezes e de nascimentos múltiplos.

Os critérios de grupo de risco desenvolvidos podem ser utilizados para avaliar a previsão do desenvolvimento de DMN e/ou SIT.

- Se existirem 1-2 factores de ordem elevada e 5 factores de ordem baixa - DMN e/ou o risco de desenvolver SIT é de 50%.
- Se existirem 2-3 factores de alto nível e 6 factores de baixo nível - o risco de desenvolver DMN e/ou SIT é de 75%.
- Se estiverem presentes factores de alto grau e factores de baixo grau - o risco de desenvolver DMN e/ou SIT é de 100%.

O nível de predisposição ou do grupo de risco deve ser determinado pelos médicos da policlínica antes de começar a frequentar o TMT ou a escola.

II. Algoritmo para o diagnóstico precoce da nefropatia dismetabólica Jardim de Infância 1 (Todas as crianças são examinadas. As instalações médicas são efectuadas por um médico de clínica geral):

1. Realização de inquéritos junto dos pais através de testes, questionários e/ou questionários especiais. As perguntas são dirigidas aos pais para conhecer a doença ou as queixas do filho, para avaliar o estado social e psicológico geral da família.
2. A presença de doenças renais hereditárias em familiares e parentes.
3. Presença de doenças metabólicas (cálculos biliares e renais), doenças do sistema gastrointestinal e do sistema cardiovascular na descendência.
4. Nascimentos múltiplos (três ou mais gravidezes).

2.ª fase (na 1.ª fase, as crianças são examinadas por médicos de família, pediatras nas policlínicas de família, nos QVP, nas escolas e nos estabelecimentos de ensino pré-escolar, nas escolas, e são levadas sob controlo e observação do dispensário):

1. Várias doenças infecciosas, EKD, doenças renais, doenças alérgicas na anamnese da criança.
2. Determinação dos sintomas clínicos primários (identificação através de perguntas feitas por entrevista ativa face a face): dor abdominal, pouca ingestão de líquidos durante o dia, sede observada, suores profusos observados, disúria, obstipação, enurese, dor de cabeça, pouco apetite, inchaço das pálpebras de manhã.
3. Pele seca.
4. Alterações no desenvolvimento físico da criança em comparação com os indicadores normativos das normas da OMS.
5. Diminuição da AB (principalmente da pressão diastólica).
6. Positividade do sintoma de Pasternatsky.
7. Na urinálise geral, o pH da urina é alcalino (aumento da densidade da urina, presença de sais na urina, bacteriúria, microhematúria, leucocitúria e proteinúria indetetável).
8. Crianças de 7, 11 e 14 anos 1 vez por ano UTT renal, (anomalias anatómicas do sistema urinário, alterações do tecido renal, presença de micrólitos, cristais de sal e/ou cálculos renais).

Fase 3 (exames por médicos especialistas de crianças encaminhadas em organizações de educação pré-escolar e escolas)

1. Nas crianças, efetuar uma análise bioquímica da urina, determinar a qualidade e a quantidade de sais na urina (perturbação ou/ diminuição da excreção de urina, aparecimento de sais na urina, (conteúdo e quantidade: oxalúria, uratúria, fosfatúria, cristalúria).
2. Avaliação da taxa de filtração glomerular dos rins.
3. Exame clínico-laboratorial, instrumental e uro-radiológico completo da criança por especialistas nas condições de internamento especializado. Com base no acima exposto, foi formado um conjunto de medidas preventivas primárias para a deteção precoce de DMN e BTK em crianças, e foi melhorado o programa (algoritmo) desenvolvido com o objetivo de identificar estas doenças através do acompanhamento constante de crianças em hospitais infantis, departamentos infantis, policlínicas familiares e centrais, QVPs.

Assim, a maioria das 1039 crianças praticamente saudáveis examinadas, 73% tinham nefropatia por oxalato na fase inicial da nefropatia dismetabólica e apenas 27% das crianças foram consideradas completamente saudáveis. Isto mostra que a DMD é uma patologia frequente nas crianças da região de Khorezm. Para além disso, não estão descritos sintomas específicos desta patologia. Conseguimos identificar alguns sinais clínicos e laboratoriais iniciais da doença nas crianças: disúria, enurese (frequentemente em crianças pequenas com menos de 3-6 anos de idade); dor abdominal; baixa ingestão de líquidos por dia; sede, sudação; cardialgia em crianças em idade escolar secundária (11-14 anos de idade); tendência para a obstipação; dor de cabeça; diminuição do apetite; inchaço das pálpebras de manhã; pele seca; várias alterações no desenvolvimento do sistema físico e nervoso; diminuição da pressão sanguínea da criança, indicadores positivos do sintoma de Pasternatsky; pH alcalino baixo da urina, hiperstenúria, cristalúria, bacteremia, microhematúria, leucocitúria ocasional, proteinúria ligeira, baixo débito urinário diário, baixo GFT (SKF).

Prevenção da nefropatia por oxalato em crianças:

1. A prevenção não específica da DN em crianças deve consistir numa série de actividades organizadas antes do parto na família, em grupos de crianças e em policlínicas. Estas medidas incluem o acompanhamento contínuo de crianças e adolescentes no primeiro ano de vida e dos 7 aos 15 anos de idade, com especial incidência em doenças renais e doenças metabólicas, identificação de factores de risco médicos e biológicos; determinação do desenvolvimento físico das crianças; deteção atempada de cristalúria; determinação da presença de peróxidos e lípidos na urina da criança; determinação dos grupos sanguíneos do pai e da criança; exame anual de ecografia renal das crianças aos 7, 11 e 14 anos; prevenção e tratamento atempado de doenças concomitantes; alimentação saudável; criação de um ambiente confortável e de um clima psicológico na família, grupos de crianças, a fim de prevenir várias tensões na criança.
2. Após a deteção de cristais de sal na urina das crianças, é efectuada uma prevenção específica, ou seja, o medicamento Uralesan e uma dieta com baixo teor de sal durante um ano.

CONCLUSÃO

Como os métodos de vigilância continuam a melhorar, a vigilância competente das condições urológicas continua. A maior parte das doenças neste sistema corresponde a PN SYI, DMN e SIT, a percentagem de documentação é de 94-96% [74,78,84]. Os problemas financeiros para o tratamento e reabilitação destes doentes, que estão diretamente relacionados com esta situação, continuam a ser graves em muitos países, especialmente nos países onde a população está socialmente protegida. A particularidade desta situação é que, devido à sua inadequação e às doenças ocultas, os programas são muitas vezes detectados tardiamente, devido à saúde dos programas, o que exige muitos recursos materiais, tanto no hospital como no hospital. Para os cuidados urológicos mais importantes, o SYI ocupa um lugar estável, que é 25-35% dos adultos e 2-5% das crianças, que é 40% para todas as melhorias. A doença mais importante é a SIT, que atingiu 4,5-12,0% no mundo moderno, 1.500-2.000 casos por 1 milhão de pessoas por ano. A SIT é uma doença de origem alimentar, cuja má qualidade dos alimentos e da água depende do clima e do produto alimentar. No Uzbequistão, a SIT é, em média, de 4,5%.Como regra, todas as medidas terapêuticas e profilácticas que ignoram esta solução e a eliminam (restaurando o efeito) ajudam, perdendo o efeito esperado. Neste estudo, também é importante, porque informamos sobre o dano ecológico do povo da região de Khorezm, o dano causado pela secagem do Mar de Aral. A mais importante destas tarefas envolve a produção de nefropatia por oxalato. Para atingir o nosso objetivo, durante 2017-2019, 1309 crianças com idades compreendidas entre os 3 e os 15 anos nos distritos de Urganch, Shavot e Khiva da região de Khorezm foram examinadas e investigadas em escolas gerais, na instituição pré-escolar n.º 30 da administração da cidade de Urganch, em policlínicas familiares de cidades e distritos. foi As crianças examinadas foram divididas nos seguintes grupos, dependendo das suas caraterísticas anatómicas e fisiológicas: crianças em idade pré-escolar com idades compreendidas entre os 3 e os 6 anos - 33%, crianças em idade escolar com idades compreendidas entre os 7 e os 10 anos - 33% e com idades compreendidas entre os 11 e os 15 anos -34%. O grupo principal era constituído por 960 crianças que se encontravam no período inicial da DMN. O grupo de controlo era constituído por 40 crianças saudáveis do mesmo grupo etário, de acordo com Grombach. De acordo com o objetivo do trabalho, foram utilizados métodos de investigação clínicos gerais, bioquímicos e instrumentais. A fim de determinar as caraterísticas higiénico-sanitárias da situação ecológica, em particular do ambiente aquático, com base nos dados dos centros de proteção da natureza da cidade e do Serviço Hidrometeorológico da região de Khorezm, foram recolhidos dados sobre a concentração de poluentes nas camadas inferiores da atmosfera, tendo em conta as caraterísticas climático-geográficas e meteorológicas das regiões. Todos os doentes constantes da lista especificada foram convidados para exame e exame por pessoal especialmente autorizado do QVP. O controlo deste processo foi efectuado com base em contratos celebrados em cooperação com a administração local e a direção das instituições médicas distritais.

Para cumprir as nossas tarefas, realizámos a nossa investigação em 3 fases:

1- **Nível.** Determinação retrospetiva da utilização e da eficácia das medidas terapêuticas e preventivas em crianças com DMN, SYI e outras doenças renais cujo estado melhorou, tratadas em regime de internamento; história do desenvolvimento da criança (f. 112), história médica do departamento somático (f. 003 / y).

2- Fase 2. Nas fases iniciais da DMN, tendo em conta que o curso clínico da doença é oculto, quase não há queixas nos doentes e o aparecimento de cristais de sal na urina, foram realizados exames clínicos gerais em crianças saudáveis, ou seja, 1309 crianças com idades compreendidas entre os 3 e os 15 anos que não se queixavam de sintomas de doença renal. A excreção diária de oxalato, uratos e fosfatos foi determinada na presença de cristalúria. (Normalmente, a produção de oxalato é de 10-40 mg/dia ou 1 mg/kg/dia, urato - 0,6-6,0 μmol/dia, fosfatos - 0,01-0,04 g/kg/dia). Análises bioquímicas do sangue e da urina em crianças com cristais de sal, determinação da função renal (cálculo do nível de creatinina, taxa de filtração calava (glomerular), teste de Zimnitsky). Foram tidos em conta os indicadores das funções tubulares (glicose, amoníaco, pH, etc.).

3- Fase 3. Foi efectuado um exame clínico a 211 crianças da região de Khorezm para efeitos de correção e prevenção do tratamento da ON, tendo em conta a nutrição real e a água potável. As crianças foram divididas em 4 grupos para determinar a eficácia do medicamento Uralesan combinado com a dieta na doença DMN. Todas as crianças do grupo foram monitorizadas em termos dinâmicos.

4- Doença (CID 10) A Classificação Internacional de Doenças (CID-100), 10º programa revisto é aprovado em conformidade. Atualmente em prática clínica em 1985. T.M. Tvorogova e Yu.E. Foi utilizada a classificação DMN proposta por Veltishchev.

5- De acordo com os dados estatísticos de 2012 a 2019 na primeira fase da nossa investigação, as doenças do sistema urinário nas crianças estão a aumentar de ano para ano. Foi de 46,1%.

6- A fim de analisar a prevalência de crianças com DMN pelos médicos e determinar a frequência com que as doenças urológicas são diagnosticadas e tratadas, utilizámos um questionário especialmente concebido para os médicos. Quando analisámos a reanálise retrospetiva do historial médico de 2976 crianças com idades entre os 3 e os 15 anos, que foram tratadas apenas no departamento infantil dos hospitais em 2011-2018, verificámos que 220 crianças, ou seja, 74%, tinham sais de oxalato na urina. Pode concluir-se que se trata de uma situação muito triste, porque a DMN é a fase inicial da urolitíase em crianças, e o processo conduzirá definitivamente a uma situação desagradável no futuro. O diagnóstico precoce é de grande importância para evitar estas situações desagradáveis e para a realização de processos de prevenção e reabilitação.De acordo com a anamnese, estas crianças sofriam frequentemente de doenças intercorrentes: gripe - 60%, angina - 53%, doença respiratória aguda - 60%, bronquite - 45%, disenteria - 13%, infecções intestinais agudas - 36%, gastrite aguda -3 ,3%, intoxicação alimentar - 30%, helmintíase - 53%, cistite - 13%, raquitismo - 33%, ECD - 33.3%, anemia - 46,6%, asma brônquica - 6,6%, alergia alimentar - 46%, alergia a medicamentos - 6,7%, gastrite - 3%, VGA - 6%, doenças de pele - 3,3%. Também foram observadas doenças somáticas, infecciosas e renais nos pais destas crianças. Assim, a análise estatística revelou os factores médicos e sociais negativos mais comuns para as crianças com DMN: Condição hereditária; bem como factores diretamente relacionados com o desenvolvimento da criança: doenças do sistema urinário nos pais e nos seus filhos, toma de medicamentos durante a gravidez, complicações e doenças da mãe durante a gravidez, condições de vida insatisfatórias, não cumprimento do regime diário e nutricional da criança, dificuldades financeiras, utilização de fórmulas lácteas adaptadas, alimentação complementar e introdução precoce de alimentação artificial. De acordo com a análise comparativa das inspeções realizadas em 2016-2019 pelo centro de análise comunal VDSENM da região de Khorezm, a inutilização da água aumentou significativamente em um ano. Em 2016, o número total de testes foi de 19.748, dos quais 1.935 (9,7%) testes não atenderam aos requisitos. Em 2017, foram 2170 (11,1%) e, em 2019, esse número aumentou para 2450 (13%). Encontramos uma relação estatística entre a taxa de ocorrência de DMN em crianças e seu local de residência, o que foi confirmado por uma alta taxa de confiabilidade de oxalatúria - 62% (R <0,001). A avaliação da natureza da nutrição em nosso estudo mostrou que com base nos resultados obtidos de 2017-2019, pode-se dizer que foram realizados 2255 testes para 15 alimentos diferentes com 6349 testes. Destes, 30 não responderam médica e biologicamente, 107 não atenderam aos requisitos do GOST e elementos tóxicos foram detectados em 2803 deles. No entanto, a interação positiva dos elementos tóxicos significa não só a sua acumulação no organismo das crianças com esta patologia, mas também um sinergismo que afecta negativamente as estruturas renais e o sistema imunitário. Na 2ª fase das nossas investigações, 960 das 1309 crianças que não apresentavam queixas de doenças de SIT, 73% delas tinham cristais de sal na urina, ou seja, elementos da fase inicial da DMN, pré-estágio nosológico, e 27% das crianças não apresentavam quaisquer sintomas clínicos. Quando determinámos os resíduos de sal na composição da urina das crianças examinadas, os uratos eram 11%, os cristais eram 16,5% e os oxalatos eram 45,6%. Os sintomas específicos da DMN em crianças não foram claramente descritos. Conseguimos identificar sinais clínicos e laboratoriais precoces da doença em crianças selecionadas pelo método de aleatorização. O exame das crianças do grupo principal mostrou que 64% das crianças em idade pré-escolar tinham a pele seca e 77% das crianças em idade escolar tinham a pele seca, incluindo sede e baixa ingestão diária de líquidos, doenças metabólicas, especialmente distúrbios de sal de água. depende do processo patogénico. A manifestação de cristalúria e microhematúria persistentes foi de 27,7% nas crianças em idade pré-escolar do grupo principal. No grupo principal, durante o período escolar, mais de metade dos inquiridos apresentava proteinúria insignificante, bem como frémito matinal, dor na vista extrarrenal, na zona lombar das costas, na parte inferior do abdómen de vez em quando. Apesar do início precoce das doenças metabólicas, o risco de formação de SIT (7%) ($R < 0{,}05$) foi observado em crianças com mais de 10 anos de idade. A enurese ocorreu em até 4,5% das crianças em idade pré-escolar, mas não em todas as crianças em idade escolar. O atraso físico foi encontrado quase igualmente em crianças em idade escolar (11,4%) e, relativamente, em crianças em idade pré-escolar (11,1%). Como resultado de um estudo exaustivo do estado funcional dos rins nas nefropatias dismetabólicas e obstrutivas, foram determinadas caraterísticas específicas da disfunção renal, consoante o tipo de nefropatia. O indicador mais elevado foi o dos oxalatos. A percentagem de oxalatos era de 71% nas crianças em idade escolar e de 51,2% nas crianças em idade pré-escolar. Em ambos os grupos etários, a quantidade de uratos e cristais era superior. Nas crianças em idade escolar, os uratos (13,9%) eram quase os mesmos que nas crianças em idade pré-escolar (15,1%) ($R < 0{,}05$). A taxa de filtração glomerular (TFG) é o indicador mais exato que permite avaliar o estado funcional dos rins sob a forma de um único número preciso. As nossas investigações seguintes consistiram na determinação dos parâmetros da TFG em crianças com nefropatia por oxalato, que era a mais frequente (46%) no nosso grupo principal, no contexto de uma troca de fósforo-cálcio deficiente da função renal. Os resultados do estudo mostraram que, com uma diminuição significativa do nível de TFG (76,24 ± 0,95), foi detectado um aumento significativo da creatinina e da ureia séricas (R<0,001). Ao mesmo tempo, nos doentes com nefropatia por oxalato com excreção diária normal de cálcio, observou-se uma diminuição significativa do cálcio sérico total (1,98 ± 0,006), que foi estatisticamente diferente dos valores do grupo de controlo (2,18 ± 0,018, R < 0,001). Este facto pode dever-se à ligação do cálcio aos oxalatos no intestino e a um ligeiro comprometimento da absorção intestinal do cálcio. Assim, o estudo do TFG permite uma avaliação mais precisa das funções renais, bem como a deteção atempada de lesões renais na prática clínica e uma avaliação precisa das manifestações clínicas precoces da nefropatia dismetabólica. Foram efectuadas análises de correlação em pares do TFG e da excreção urinária de cristais de sal para analisar melhor a relação entre a capacidade de filtração renal e o nível de doenças dismetabólicas. Existe uma correlação significativa, positiva, direta e fiável entre o valor do TFG e os indicadores de doenças dismetabólicas (R < 0,05): verificou-se que a excreção diária de oxalatos (g = +0,9005), uratos (g = +0,4318), cálcio (g = +0,5473) está correlacionada de forma fiável com a composição da urina e a gravidade específica máxima da urina (g = +0,4877). Entre eles, o oxalato tem a correlação positiva mais elevada com o TFG (g = +0,9005). Em geral, podemos concluir que todos os parâmetros das doenças dismetabólicas renais estão estatisticamente muito correlacionados com as constantes do TFG. Foi também analisada a correlação entre os oxalatos urinários e os elementos contidos na água e nos alimentos consumidos pelas crianças. A correlação entre a água de consumo e os elementos alimentares e a nefropatia por oxalato nas crianças observadas foi muito elevada, 87,1%. Na terceira fase do nosso trabalho de investigação, no tratamento complexo da nefropatia por oxalato, utilizámos o xarope de Uralesan como medicamento antioxidante que melhora os processos metabólicos do organismo. Na nossa investigação, selecionámos 211 crianças de 960 crianças com idades compreendidas entre os 3 e os 15 anos a quem foi diagnosticada nefropatia por oxalato. As crianças examinadas foram divididas em 4 grupos: 1 - grupo de comparação (controlo) - 40 crianças - tratadas com 2 cursos de vitaminas; 2 - grupo de crianças que receberam xarope de Uralesan - 41 crianças - foi prescrito um curso de tratamento de 1 mês de acordo com a idade; 3 - 80 crianças no grupo de crianças que receberam apenas dieta durante um ano, 4 - 50 crianças no grupo de crianças que receberam Uralesan + dieta. Nos 4 grupos de crianças a quem foi recomendado Uralesan+dieta, a TFG dos rins aumentou 50%, enquanto que no 1º, 2º e 3º grupos, este indicador não excedeu 7-10%. A quantidade diária de oxalatos na urina das crianças do 1º grupo de controlo tratadas com vitaminas não diferiu quase antes do tratamento e depois do tratamento (antes 1475,7±63,8 μmol/dia, depois 1340,1±61,9 μmol/dia, R<0,05). A excreção de oxalato não diminuiu para o valor padrão. Em contrapartida, após 6 meses, estas crianças apresentaram um aumento de 83% dos sais de oxalato na urina. No grupo 2, e no grupo de crianças que receberam apenas xarope de Uralesan, a quantidade de oxalatos diários na urina foi significativamente diferente do estado pré-tratamento para o estado pós-tratamento (antes 1751,0±88,6 μmol/dia, depois 964,9±52,8 μmol/dia, R <0,05). O conteúdo de oxalatos na urina destas crianças diminuiu quase 2 vezes. A razão para tal deve-se principalmente ao facto de o medicamento Uralesan aumentar a excreção de ureia e cloretos, tendo a propriedade de ajudar a expulsar pequenos cálculos e areia da bexiga e dos rins. No entanto, no 30º dia de tratamento, observou-se cristalúria com oxalato em 12% das crianças deste grupo, e a mesma condição foi novamente detectada durante o exame 3 meses após o início da terapia. Após a toma do medicamento Uralesan, a diurese aumentou ligeiramente (antes 796,3±83,6 ml/dia. depois 1126±60,5 ml/dia, R<0,05). Neste caso, ficámos convencidos de que o medicamento Uralesan aumenta a diurese.

Nos grupos que efectuaram o processo de reabilitação apenas com a dieta 3, a quantidade de oxalatos na urina diminuiu significativamente (antes 1765,6±87,2 μmol/dia, depois 1077,5±55,1 μmol/dia), mas não atingiu a quantidade normal (normalmente 100-200 μmol/dia em crianças dos 3 aos 15 anos). Assim, no caso da nefropatia por oxalato, a dieta por si só não é suficiente para eliminar os sais de oxalato. A diurese diária também é relativamente baixa neste grupo de crianças. Mesmo depois do tratamento, não se alterou significativamente, apenas aumentou 140 ml (antes 737,5±82,3 ml/dia, depois 873,1±91,1 ml/dia, R<0,05).

3- A quantidade de oxalatos na urina das crianças recomendadas juntamente com a dieta Uralesan + diminuiu 3 vezes (antes 1757,0±88,9μmol/dia, depois 665,78±49,3μmol/dia). Deve dizer-se aqui que o Uralesan + dieta elimina simultaneamente o fator alimentar no organismo e impede a formação de oxalatos, formando um coloide protetor na urina. A diurese diária era menos segregada nas crianças deste grupo antes do tratamento. Após a toma conjunta de Uralesan + dieta, a diurese aumentou e atingiu a norma diária (antes 828,6±84,2ml/dia. depois 1222,2±96,8ml/dia, R<0,001). Aqui, mais uma vez, ficámos convencidos de que o medicamento Uralesan aumenta a diurese.

Assim, os resultados do estudo de investigação mostram que o grupo 4 e o Uralesan + dieta foram mais eficazes no período de reabilitação da nefropatia por oxalato em crianças em idade escolar e pré-escolar na região de Khorezm. A administração do medicamento juntamente com a dieta ajuda a normalizar os processos metabólicos, fortalece as citomembranas, tem um efeito anti-inflamatório no parênquima renal e melhora o fluxo sanguíneo capilar. Este

complexo pode ser recomendado para a terapia complexa de crianças com nefropatia por oxalato. Por conseguinte, foram desenvolvidos critérios para o grupo de risco de nefropatia dismetabólica em crianças e um algoritmo para o diagnóstico precoce, que são recomendados para a prática.
As conclusões que se seguem foram apresentadas como resultado da investigação realizada sobre o tema "Melhorar a prevenção da doença renal em crianças em idade pré-escolar e escolar" para a dissertação de Doutoramento em Filosofia (PhD):

1. Foi estudada a urinálise de 1309 crianças em idade pré-escolar e escolar, com idades compreendidas entre os 3 e os 15 anos, que vivem na região de Khorezm. A prevalência de nefropatia dismetabólica foi determinada em 960 (73%) crianças e o diagnóstico de nefropatia por oxalato foi comprovado em 596 destas crianças (45,6%).

2. Em todos os distritos da região de Khorezm, o teor de água das fontes de abastecimento de água é nocivo para o organismo, e a dureza da água, duas vezes superior, leva à propagação de formas ecológicas de nefropatia dismetabólica (nefrolitíase). Nos últimos 10 anos (2011-2020), a qualidade da água potável deteriorou-se em todas as regiões da região. Em Shavat - 1,8 vezes, em Bogot - 1,9 vezes, em Yangibazar - 1,6 vezes, em Urganch e Khiva - 1,7 vezes, em Khanka - 1,2 vezes. As regiões não diferiram significativamente em termos de dureza da água e de conteúdo químico. Os piores indicadores foram observados nas águas naturais dos distritos de Khiva e Khanka, onde o OzDSt 950-2011 "Água potável" atingiu 70% das amostras estudadas.

3. Critérios para o diagnóstico clínico precoce da nefropatia dismetabólica: disúria, pele seca, tendência para a obstipação, redução da AB, dor abdominal; os parâmetros laboratoriais incluem: cristalúria, microhematúria, leucocitose linfocítica, diminuição da diurese diária, diminuição da GFT (SKF).

4. Em 87,1% das crianças observadas, existe uma correlação entre a água potável e os elementos alimentares e a nefropatia por oxalato ($r = + 0,66$ a $r = + 0,95$, $r<0,001$). Isto mostra que a nefropatia por oxalato está intimamente relacionada com a área de habitação, a água potável e a qualidade dos alimentos.

5. Como resultado da otimização do tratamento da nefropatia por oxalato, a quantidade de oxalatos na urina diminuiu 3 vezes (antes 1757,0±88,9 μmol/dia, depois 665,78±49,3 μmol/dia $R<0,05$), a diurese aumentou 20% e diariamente atingiu a norma (antes 828,6±84,2 ml/dia, depois 1222,2±96,8 ml/dia, $R<0,001$). O TFG aumentou em 50%.

6. Foi desenvolvido um algoritmo de 3 passos para o diagnóstico precoce da DMN. Este algoritmo destina-se a avaliar as condições de vida da família da criança, a gravidez e o parto, o número de filhos, o tipo e a alimentação da criança, a presença de doenças hereditárias e crónicas na descendência e a condição social e psico-emocional das crianças.

7. Os resultados a longo prazo do estudo permitiram melhorar os indicadores funcionais e bioquímicos das consequências negativas da doença em crianças com DMN e reduzir a taxa de recorrência em 2 vezes.

LISTA DE ABREVIATURAS

AD - arterial pressure

AOIs are angiotensin-converting factor inhibitors

ARBs are angiotensin receptor blockers

BK - kidney diseases

BSK is a chronic kidney disease

DMN - dysmetabolic nephropathy

WHO - World Health Organization

IFA-immunoenzyme analysis

KAM - acid-base environment

GFT (SKF) - glomerular filtration rate

KXT (MKB) - international classification of diseases

ON - oxalate nephropathy

PCR (PTsR) - polymerase chain reaction

PTG - parathyroid hormone

SACQ is the anticrystallizing ability of urine

SIT - urine production system

UTI is a urinary tract infection

STK - urinary stone disease

STTN - congenital defects of the urinary system

TMI - body mass index

OBE is acute kidney failure

Biliary tract stone disease

ECG - electrocardiogram

EPO is erythropoietin

BIBLIOGRAFIA

1. Averyanova N.I., Balueva L.G. // Tratamento e prevenção da recorrência de pielonefrite com cristalúria em crianças. Nefrologia. Boletim Russo de Perinatologia e Pediatria. 6.2016.61:6.- P. 104-109.https://doi.org/10.21508/1027-4065-2016-61-6-104-108

2. Averyanova N.I., Balueva L.G. Cristalúria de oxalato em crianças: Revista Internacional de Investigação Aplicada e Fundamental.- 2012.-No2. -P.25-28

3. Averyanova N.I., Balueva L.G., Ivanova N.V., Rudavina T.I. Perturbação do metabolismo do ácido oxálico em crianças. Revista Científica Eletrónica: Problemas modernos de ciência e educação .- 2015. - №3.

4. Averyanova N.I., Zarnitsina N.Yu., Kolomeets N.Y. Infecções do trato urinário. São Petersburgo, 2010. - P. 254.

5. Agievich T.B. Caraterísticas do metabolismo do tecido ósseo em pacientes com nefropatia por oxalato. Dis... Doutoramento em Medicina - Khabarovsk, 2014 - 24 p.

6. Alyaev Yu.G., Amosov A.V., Grigoryan V.A., et al. Possibilidades de utilização de Canephron® N para o tratamento e prevenção da urolitíase. - 2007. - №3 (15). - P. 1-4.

7. Bagdasarova I.V., Stoeva T.V., Zheltovskaya N.I. Estudo das caraterísticas clínicas laboratoriais na nefropatia dismetabólica em crianças. - 2009. - №3 (39). - P. 71-73.

8. Baranov A.A., Ignatyeva R.K., Kagramanov V.I. Nefropatia dismetabólica na prática pediátrica. - 2008. - №6. - P.778-780.

9. Batyushin M.M., Terentyev V.P., Dmitrieva O.V., Povilaite P.E. Doença renal crónica: o lugar dos anti-inflamatórios não esteróides dori vositasi. - Elista: ZAO NPP "Dzhangar", 2009. - P. 128.

1. Borisova T.P. Hiperoxalúria e cristalúria de oxalato-cálcio: mecanismos de desenvolvimento e possibilidades de correção // International Journal of Pediatrics, Obstetrics and Genetics Grass// 2016 Vol. 9 No3.-P.51-57

2. Budnik T.V. Nefropatia metabólica em crianças: a relevância do racismo, prognóstico e correção atempada "Saúde da Ucrânia do século XXI". - 2012. - №6 (283). - P. 74-75.

1. Vatazin A. V., Zulkarnaev A. B. Endotoxina e inflamação crónica na doença renal crónica. - 2016. - № 20 (6). - C. 26-32. 23.

2. Voronina N. V., Gribovskaya N. V., Kondratyeva O. D. Resultados da monitorização laboratorial e ultra-sónica de doentes com nefropatia com

hiperoxalúria. - Khabarovsk, 2012 - P. 28-31.
3. Voronina N.V. et al. Caraterísticas da síndrome urinária em pacientes com nefropatia por oxalato em comparação com os resultados da nefrobiopsia. - 2013. - № 3. - P.15-20.
4. Voronina N.V. Nefropatia por oxalato. No livro. Nefrologia. Liderança nacional. Moscovo: GEOTAR-Media, 2009. - P. 412-421.
5. Voronina N.V., Gribovskaya N.V., Evseev A.P. Nefropatia por oxalato: estudos clínicos e morfológicos. - Khabarovsk: DVgMU Publ., 2014. - P. 136.
6. Voronina N.V., Slutskaya N.P., Markina O.I., Kovalskaya L.P., et al. Caraterísticas do tratamento da osteoartrose das articulações do joelho em pacientes com nefropatia por oxalato. - 2015. - № 4. - P. 62-68.
7. Gribovskaya N.V. Variantes da síndrome urinária na nefropatia dismetabólica com cristalúria de oxalato-cálcio em observação prospetiva. Dis... Cand. Ciências Médicas.-Khabarovsk, 2013.- P. 23.

8. Dlin V.V., Ignatova M.S., Morozov S.L., Yurieva E.A., Osmanov I.M. Nefropatia dismetabólica em crianças. Jornal Russo de Perinatologia e Pediatria - 2012; 5(57). - P. 36-45.
9. Dlin V.V., Osmanov I.M. Nefropatia dismetabólica com cristalúria de oxalato-cálcio. - 2013.-№ 42. - P.8-15.
10. Dlin V.V., Osmanov I.M., Prikhodina L.S., Yurieva E.A. Obmennye nephropathii u detei [Nefropatia metabólica em crianças]. Moscovo, Overley Publ., 2007. - P. 173-194
11. Dlin V.V., Shatokhina O.V., Osmanov I.M., Yurieva E.A. Eficácia do Canephron N em crianças com nefropatia dismetabólica com cristalúria de oxalato-cálcio. -2008. T. 5. No 4.- P. 66-69.
12. Zhigunova A.K. Terapia complexa para nefropatia dismetabólica de várias génese. O papel da fitoterapia // Simeina Medicine.- 2014.- No7-8.-P. 183-184.
13. Zverev Ya.F., Zharikov A.Yu., Bryukhanov V.M., Lampatov V.V. Moduladores da nefrolitíase por oxalato. Inibidores da cristalização. Nephrology 2010; 1(14).-P. 29-49.

10. Zorin I.V. et al. Papel da infeção renal na formação de и прогрессировании тубулоин-терстициального поражения почек у детей //Лечащий Врач. - 2017. - №. 9. - С. 9-12.

1. Zorin I.V. Kliniko-anamnesticheskaya kharakteristika detei s vesicoureternikovym refluxom i reflux-nephropathy [Caraterísticas clínicas e anamnésticas de crianças com refluxo vesicoureteral e nefropatia de refluxo] Nefrologia. - 2014. - Volume 18. - №3. - P. 77-83.

2. Zubarenko A.V., Stoeva T.V. Dysmetabolic nephropathy in pediatric practice (Nefropatia dismetabólica na prática pediátrica). - 2009. - №4. - P. 37-42.
3. Ivanov D.D. Doença renal crónica e insuficiência renal crónica em crianças. / D.D. Ivanov // Nefrologia. 2006. - T. 10, No3. - P. 123-126.

4. Ignatova M.S. Issues of prevention of development and progression of chronic kidney diseases in children / M.S. Ignatova // Russian Bulletin of Perinatology and Pediatrics. 2009. - №5. - P. 6-13.
5. Ignatova M.S., Korovina N.A. Diagnóstico e tratamento da nefropatia em crianças. - M.: GEOTAR-MED, 2007. - P. 336.
6. Ignatova, M. S. Nefrologia infantil. Nefrologia Pediátrica: Um Guia para Médicos. - Moscovo: Agência de Informação Médica, 2011. - P. 428.
7. Alterações metabólicas na formação de resistência em crianças pré-escolares ao impacto desfavorável do ambiente. Secções de Ciências Sociais e Humanas: Materiais da 66ª Revista Científica. Conf. - 2014. - P. 698-703.
8. Ishkabulov D.I., Dilmuradova K.R., Karimova N.A. Organização dos cuidados médicos para crianças com nefropatia de acordo com o princípio da família
Boletim do Médico. - 2015. - № 4. - Pp. 32-37.

9. Epidemiologia e prevenção da doença renal crónica em crianças e podroSITs: Avtoref. Dis.Ph.D., Omsk, 2010. - P. 25.
10. Kitaeva Yu.Yu., Lukyanov A.V. Problem of early diagnosis of phosphorus-calcium metabolism disorders in children with chronic kidney disease. Conf. com participação internacional. - Omsk, 2007. - P. 169-170.
11. Kitaeva Yu.Y. Doenças crónicas dos órgãos do sistema urinário em crianças e adolescentes de Omsk / Kitaeva Yu.Yu. - 2010. - T. 25, No3. - P. 76-78.
12. Korneva V.V., Kozachuk V.G., Kurilo L.V., et al. Síndrome acetonémico em crianças. Possibilidades de otimização da terapia // Suchasna gastroenterologia. - 2011. - №2 (58). - P. 85-89.

1. Korovina N.A., Zakharova I.N., Gavryushova L.P. e outros. Дисметаболические нефропатии у детей // Consilium medicum. - 2009. - T. 11. - № 7. - C. 29-41. 5

2. Kudin M.V. [et al.] Eficácia de enterosgel no tratamento complexo de doenças renais ecologicamente determinadas em crianças // Boletim Russo de Perinatologia e Pediatria. - 2013.-No4.-P.72-76.
3. Kuznetsova E. G. Indicadores do estado dos macro e microelementos em crianças com pielonefrite crónica e nefropatia dismetabólica. dis.Cand. honey. Ciências. - Ivanovo, 2007. - P. 23.

4. Kuprienko N. B., Svetlova Z. V., Smirnova N. N. Metabolic Foundations of Urinary System Infection Prevention in Children (Fundamentos metabólicos da prevenção da infeção do sistema urinário em crianças). Notas científicas da Universidade Médica Estatal de São Petersburgo. I. P. Pavlova.- 2017; 24(1).-P. 22-27.
5. Malkoch A.V., Gavrilova V.A. Nefropatia dismetabólica em crianças. médico. - 2006. - №1. - P. 32-36. 20.
6. Malkoch A. V., Kulikova E. G., Yurasova Y. B. Nefropatia dismetabólica na prática de um pediatra. Moscovo, 2019. - N 1. - pp. 34-39
7. Maltsev S.M., Mikhailova T.V., Mustakimova D.R., et al. Estado das funções renais parciais na pielonefrite crónica em crianças e novas possibilidades de terapia anti-recaída. Ros vestn perinatol i pediatrician 2011; 4: -P. 1-5.
8. Maltseva S.V., Zaripova R.T. Diagnóstico laboratorial da deficiência proteico-energética no podroSIT // Kazan Medical Journal.- 2015.-No3.-P. 24-29.
9. Medved V.I., Islamova E.V. Safety of Canephron N during pregnancy: from clinical experience to evidence. aspects of women's health. - 2009. - №3 (20). - P. 2-5.
10. Mikhailova T. V., Bogdanova A. V., Maltsev S. V. Estado da densidade óssea mineral em crianças com doenças renais tubulointersticiais. - 2011. - № 53. - P. 65-69.)
11. Mikheeva N. M., Zverev Y. F., Vykhodtsev G. I. Ideias modernas sobre a etiologia e a patogénese da hipercalciúria idiopática Nephrology. - 2015. - № 19 (4). - Pp. 29-40.
12. Mikheeva N.M. Otimização de abordagens para a terapia de infecções do sistema urinário em crianças. Dis... Cand. Ciências Médicas.- Barnaul, 2011.- P. 23.
13. Motin Yu.G., Zharikov A.Yu., Bryukhanov V.M., et al. O stress oxidativo como um dos factores de danos nas fases iniciais da nefrolitíase experimental. - 2011. - T. 5. - № 1. - P. 33-37.
14. Mukhin N.A., Arutyunov G.P., Fomin V.V. Albuminuria - um marcador de danos nos rins e do risco de complicações cardiovasculares. - 2009. - № 1. - P. 5-10.
1. Ni A. N., Luchaninova V. N., Popova V. V., Semeshina O. V. Estrutura das funções renais hemostáticas na nefropatia dismetabólica em crianças. - 2014. - T. 8, No 2. - P. 68-72.
2. Novik, G. A. Cristalúria de oxalato de cálcio - a base para o surgimento da nefropatia por oxalato e urolitíase [Recurso eletrónico] / G. A. Novik, A. M.

Rivkin // Médico assistente. - 2013. - No 10. –
http://www.lvrach.ru/2013/10/15435838
1. Osmanov I.M. Caraterísticas clínicas e patogenéticas e táticas лечения lesões renais em crianças em regiões ecologicamente desfavorecidas Dr. mel. Ciências. Moscovo, 1996.-234 p.
2. Pekareva N. A., Chuprova A. V., Shvayuk A. P., et al. Caraterísticas do equilíbrio de citocinas no soro sanguíneo e na urina de crianças com pielonefrite crónica na fase de exacerbação. e imunol. - 2016. - № 6
(3). - C. 339.

3. Popova Ekaterina Vladimirovna. Marcadores clínicos e laboratoriais de nefrite tubulointersticial e infecções do trato urinário

em crianças com cristalúria de oxalato de cálcio. Tema de tese e resumo. Out. 2018
4. Pushkareva E.Y. Mecanismos clínicos e patogénicos da formação de nefropatia dismetabólica em crianças, dependendo da idade. dis... Ph.D.-2010.- P. 23.
5. Pukhova T.G., E.M. Spivak, I.A. Leontiev. Epidemiologia das doenças dos órgãos do sistema urinário em crianças que vivem numa grande cidade industrial // Boletim Russo de Perinatologia e Pediatria, 6, 2016; 61:6
6. Rakhmanov D.K. Epidemiologia e prevenção primária da urolitíase na região de Samarkand. dis.Cand. honey. Ciências. - Tashkent, 1999. - P. 20.
7. Repina M.A., Kolchina V.A., Kuzmina-Krutetskaya S.R., et al. Fitopreparações no tratamento de doenças renais em mulheres grávidas e resultados remotos da saúde das crianças. obstetrícia e doenças da mulher. - 2006. - №1 (LV). - P. 50-56.
8. Rychkova S.V. Nefropatia dismetabólica na prática pediátrica. - 2010. - №8. - P. 11-15.
9. Safina A. I. Pielonefrite em crianças de tenra idade: abordagens modernas ao diagnóstico e tratamento. querida. - 2012. - № 7 (12). - P. 4-9.
10. Svintitsitskaya V. I. Narusheniya phosphorno-calcievogo metabol'nosti i bstvennogo metabolizatsiya pri tubulointerstitial'nykh zabolevaniyakh pochenikh u detei [Violação do metabolismo do fósforo-cálcio e do metabolismo ósseo em doenças tubulointersticiais dos rins em crianças]. dis.Cand. honey. Ciências. Moscovo, 2009. - P. 26.
11. Semeshina O.V., Kovalchuk V.K., Vafiaa T.P., Leontyeva V.Y. Diagnóstico precoce de nefropatia dismetabólica e urolitíase em crianças. Problemas modernos de pediatria preventiva. Materiais do VIII Congresso de Pediatras da Rússia. - Moscovo, 2003 - P. 324.

1. Sidorenko S.V. Factores terapêuticos naturais do Extremo Oriente na terapia da nefropatia dismetabólica com nefropatia de oxalato de cálcio

crystallurii u detey: Avtoref. Dis... Doutor em Ciências Médicas.-Khabarovsk, 2009.- 45 p.

2. Smirnova I. S., Ignatova O. A. Factores de risco para o desenvolvimento de oxalúria secundária em crianças. Ecologia Humana.- 2009.-No11.-P.57-62.
3. Sukalo A.V., Piskun T.A. Nefropatia dismetabólica em crianças

Cuidados de saúde. - 2012. - №8. - P. 35-41.

4. Sukalo A.V., Piskun T.A. Dysmetabolic nephropathy in children (Nefropatia dismetabólica em crianças). Universidade Médica do Estado da Bielorrússia. 22 de fevereiro de 2018
5. Tabolina V. A. Nefrologia da infância: um guia prático das doenças da criança / ed. por prof. Tabolina V. A., prof. S. V. Belmer, prof. I. M. Osmanov. Moscovo, Medpraktika-M Publ., 2005. - T. 6. - P. 472-517.
6. Tugushcheva F.A. Stress oxidativo e doença renal crónica

/ F.A. Tugushcheva, I.M. Zubina, O.V. Mitrofanova // Nephrology. 2007. - T. 11, No3.-P. 29-47.
7. Khalmatova B.T., Tazhieva Z.B. Factores de risco, caraterísticas clínicas e laboratoriais e prevenção da nefropatia por oxalato em crianças
// Тошкент тиббиёт академияси Ахборотномаси. Тошкент. 2018. -№ 4. -С. 43-46.
8. Chernenko V.V., Savchuk V.Y., Zheltovskaya N.I., Shtilvaser L.M. Caraterísticas da correção do pH da urina e da hipercristalúria em doentes com doença da uratostona. - 2013. - №4. - P. 65-68
9. Shuba N.M., Voronova T.D., Tkachenko M.Y. Efeito do complexo phytoprep arata Canephron® N no nível de ácido úrico em pacientes com hiperuricemia e hipertensão arterial. - 2011. - №1. - P. 77-79.
10. Emanuel V.L., Knyazeva E.S. Tekhnologicheskoe obespecheniye ververatsii urnegovoy sindroma [Apoio tecnológico para a verificação da síndrome urinária]. - 2010. - T. 14. - № 14. - P. 81-88.

1. Yuldashov F. Morbidity of urolithiasis in Uzbekistan and ways to reduce it: Avtoref. Diss.Dr. med. Ciências. - Tashkent, 1998.-P. 37.
2. Yu'eva E. A. et al. Nefropatia metabólica em crianças: causas de desenvolvimento, manifestações clínicas e laboratoriais. - 2016. - T. 61. - № 2. - P. 28-34.
3. Yurieva E.A., Dlin V.V., Kudin M.V., Novikova N.N., Vozdvizhenskaya

E.S., Kharabadze M.N., Knyazeva D.L. Nefropatia metabólica em crianças: causas de desenvolvimento, manifestações clínicas e laboratoriais. Boletim Russo de Perinatologia e Pediatria.2016; 61(2):28- 34. https://doi.org/10.21508/1027-4065-2016-61-2-28-34

4. Yu'eva, E. A., Obmennye nephropathii u detey: razd. 1 / E. A. Yu'eva, V. V. Dlin // Nefropatia dismetabólica, urolitíase e nefrocalcinose em crianças. Nefrologia / V. V. Dlin, I. M. Osmanov, E. A. Yuryeva, P. V. Novikov; Moscovo. Instituto de Investigação de Pediatria e Cirurgia Infantil. Moscovo, 2005. - P. 9-72 : tabl.

5. Alaya A, à coy T, Nouri A, Najjar MF. Aspectos nutricionais da nefrolitíase idiopática em crianças tunisinas. Arch Ital Urol Androl. 2011; 83:136-140. [GoogleScholar]

6. Arena R, Cahalin LP. Avaliação da aptidão cardiorrespiratória e da função muscular respiratória na população obesa. Prog Cardiovasc Dis. 2014; 56:457-464. [PubMed]

7. Asinobi, Adanze O; Ademola, Adebowale D; Okolo, Clement A; и др. Doença renal em crianças positivas para o antigénio de superfície da hepatite B: experiência de um centro no sudoeste da Nigéria e uma revisão da literatura nigeriana. // Pediatria e saúde infantil internacional.-2018.- Том: 38 Вып. 1.- С. 16-22.

8. Baraboi V.A., Shestakova E.N. Selénio: o papel biológico e a atividade antioxidante // Ukr. biokhim. zh. - 2004. - Vol. 76, №1. - P. 23-32.

1. Behnke, B. Bone mineral density in children with primary hyperoxaluria type I / B. Behnke, J. M. Kemper, H. Kruse [et al.] // Recebido em janeiro. - 2011. - № 13. - P 2236-2239.

2. Blackmon JA, Jeffy BG, Malone JC et al. Oxalose envolvendo a pele: relato de caso e revisão da literatura. Arch Dermatol 2011; 147: 1302-1305 [JamaNet]

3. Budnik, T.V. Troca de nefropatia em crianças: a urgência do diagnóstico, prognóstico e correção atempada / T.V. Budnik // Saúde da Ucrânia. - 2012. -№ 6. - P. 68.

4. Cattran, Daniel C., Terence H. и др. A classificação de Oxford da nefropatia por IgA: fundamentação, correlações clinicopatológicas e classificação. 2009.- Volume: 76 Edição: 5.-P. 534-45

5. Clifford-Mobley O, Hewitt L, Rumsby G. Simultaneous analysis of urinary metabolites for preliminary identification of primary hyperoxaluria (Análise simultânea de metabolitos urinários para identificação preliminar de hiperoxalúria primária). Ann Clin Biochem. 2015 Sep 4. [Medline].

6. Dettmar, Anne K; Wiech, Thorsten; Kemper, Markus J; и др. Caracterização imunohistoquímica e sorológica da nefropatia membranosa em crianças e adolescentes.// Nefrologia pediátrica.-2018.- T:
33.Vyp.3 .- P. 463-472

7. Dharmaratne, R.W. Fluoreto na água potável e na dieta: o fator causal das doenças renais crónicas na Província Centro-Norte do Sri Lanka /
R.W. Dharmaratne // Environ Health Prev Med. 2015. - V. 20. - P. 237-242.

8. Ding W, Mak RH. Marcadores precoces de lesão renal relacionada com a obesidade na infância. Pediatr Nephrol. 2015; 30: 1-4. doi: 10.1007 / s00467-014-2976- 3 [PubMed] [Google Scholar]

9. Dong, Y F; Sun, L W; Zhang, B; и др. Caraterísticas clínicas e expressão de PLA (2) R no tecido renal com nefropatia membranosa idiopática em crianças]. // Revista chinesa de pediatria 2018.- T. 56 .-Вып. 3. -C. 206-210

10. El-Samahy, Mona Hussein; Adly, A A; Elhenawy, Yasmine Ibrahim; и др. MiRNA-377 e miRNA-216a urinários como biomarcadores de nefropatia e risco aterosclerótico subclínico em pacientes pediátricos com diabetes tipo 1. // Jornal de diabetes e suas complicações .-2018.- Том: 32 Выпуск: 2 С. 185-192

1. Fallahzadeh MK, Fallahzadeh MH, Mowla A, Derakhshan A. Hipercalciúria em crianças com sintomas do trato urinário. //Saudi J Kidney Dis Yranspl. - 2010; 21(4): -P. 673-677.

2. Fink H.A., Akornor J.W., Garimella P.S. et al. Diet, fluid, or supplements for secondary prevention of nephrolithiasis: a systematic review and meta-analysis of randomized trials // Eur. Urol. - 2009. - Vol. 56 (1). - P. 72-80.

3. Freel RW, Hatch M, Green M, Soleimani M. Ileal oxalate absorption and urinary oxalate excretion are enhanced in Slc26a6 null mice. Am J Physiol Gastrointest Liver Physiol. 2006; 290:G719-G728. [PubMed]

4. Gariani K., S. Seigneux, M. Courbebaisse et al. Nefropatia por oxalato induzida pelo tratamento com octreotido para a acromegalia: relato de um caso // J. Med. Cas.- 2012. - Vol. 6 - P. 215 - 219.

5. Garvey M.I., Rahman M.M., Gibbons S., Piddock L.J. Extractos de plantas medicinais com atividade inibidora do efluxo contra bactérias Gram-negativas // Int. J. Antimicrob. Agents. - 2011. - Vol. 37 (2). - P. 145-151

6. Gaybullaev A.A., Kariev S.S. Efeitos da combinação de ervas Canephron® N nos factores de risco urinário da urolitíase idiopática de cálcio em estudo aberto // Zeitschrift fur Phytotherapie. - 2013. - Vol. 34. - P. 16-20

7. Getting JE, Gregoire JR, Phul A, Kasten MJ. Oxalate nephropathy due to 'juicing': case report and review. Am J Med. 2013; 126:768-772. [PubMed]

8. Goknar N, Oktem F, Ozgen IT, Torun E, Kucukkoc M, Demir AD, et al. Determinação de marcadores de lesão renal urinária precoce em crianças obesas. Pediatr Nephrol.2015; 30:139-144.doi: 10.1007/s00467-014-2829-0 [PubMed] [Google Scholar]

9. Grover P., Thurgood L. Effect of urine fractionations on attachment of calcium oxalate crystals to renal epithelial cells: implications for studying renal calculogenesis // Am. J. Physiol. Renal Physiol. - 2007. - №292. - P. 1396-1403.

1. Grover P., Thurgood L. Crystals to renal epithelial cells: implications for studying renal calculogenesis // Am. J. Physiol. Renal Physiol. - 2007. - №292. - P. 1396-1403.

2. Hirsch, Russel; Dent, Catherine; Pfriem, Holly; и др. NGAL é um biomarcador preditivo precoce de nefropatia induzida por contraste em crianças. //2007.- Том: 22 Вып. 12.-С. 2089-95 Alemanha

3. Hruska, A. Os papéis do esqueleto e do fósforo na perturbação óssea mineral da DRC / A. Hruska, S. Mathew // Adv. Chronic Kidney Dis. - 2011. -№ 18(2). - P.98-104.

4. Iida S., Peck A. Temporal changes in mRNA expression for bikunin in the renneys of rats during calcium oxalate nephrolitthiasis // J.Am.Soc. Nephrology. - 1999. - №10. - P. 986-999.

5. Kawasaki, Yukihiko; Maeda, Ryo; Ohara, Shinichiro; и др. A coloração sérica de IgA / C3 e C3 glomerular prediz a gravidade da nefropatia por IgA.// Pediatria internacional: jornal oficial da Sociedade Pediátrica do Japão.-2018.- Том: 60.- Вып. 2.-С. 162-167

6. Doença renal: Melhoria dos resultados globais (KDIGO) Grupo de trabalho sobre DRC. KDIGO 2012 Clinical Practice Guideline for the Evaluation and Management of Chronic Kidney Disease // Kidney international. Suppl. - 2013. - № 3. - P.-150.

7. Klimesova K, Whittamore JM, Hatch M. Bifidobacterium animalis subsp. lactis diminui a excreção de oxalato urinário num modelo de rato de hiperoxalúria primária. Urolithiasis. 2015;43:107. [PMC free article] [PubMed] [Google Scholar]

8. Knoll T. Epidemiologia, Patogénese e Fisiopatologia da Urolitíase // Europ. Urol. - 2010. - Suplemento 9. - P. 802-806.

9. Krikken J.A., Lely A.T., Bakker S.J., Navis G. O efeito de uma mudança na ingestão de sódio na hemodinâmica renal é determinado pelo índice de massa corporal em homens jovens saudáveis // Kidney Int. -2007. - №71 (3). - P. 260-265.

11. Kryuchko, T.A. Preditores genéticos de cronização de pielonefrite em crianças / T.A. Kryuchko, V.P. Ostapenko, A.V. Lukanin // Medicina familiar - 2016. - № 2 (64). - P. 135-137.
12. Lancia, Pauline; Aurich, Beate; Ha, Phuong; и др. Eventos adversos sob tacrolimus e ciclosporina nos primeiros 3 anos após o transplante renal em crianças.// Investigação clínica de medicamentos.-2018.- Том: 38 Выпуск: 2. - С. 157-171.
13. Lange JN, Wood KD, Wong H, Otto R, Mufarrij PW, Knight J, Akpinar H, Holmes RP, Assimos DG. Sensibilidade de cepas humanas de Oxalobacter formigenes a antibióticos comumente prescritos.Urology. 2012; 79:1286-1289. [PubMed: 22656407] [PubMed]
14. Logic J.W., Clifford G.M., Farmer R.D.T. et al. Sintomas do trato urinário inferior sugestivos de obstrução benigna da próstata: Triumph - the role of general practice data-bases // Europ. Urol. - 2001. - Suplemento 3. - P. 42-47б.
15. LorenzoV,TorresA,SalidoE.Hiperoxalúria primária. Nefrologia. 2014;34:398-412. [PubMed]
16. Marcelino Rivera. Risco de Doença Renal Crónica em Formadores de Pedra de Brushite Comparados com Formadores de Pedra de Oxalato de Cálcio Idiopático// Endourologia e Pedras.-2016.- https://doi.org/10.1016/j.urology.2016. 08.041
17. Mattoo, Tej K; Skoog, Steven J; Gravens-Mueller, Lisa; и др. Variabilidade interobservador para interpretação de varreduras DMSA no ensaio RIVUR. // Jornal de urologia pediátrica.-2017.- Том: 13 Вып. 6.- С. 616.e1-616.e6
18. Molodan D.V. Izmeneniya funktsional'nogo sostoyaniya endoteliya u bol'nykh gipertonicheskoy bolezn'yu s ozhireniem i bessimptomnoy giperurikemiey.// Mir nauki, kul'tury, obrazovaniya. 2013;5(42):-p.395-401
19. Moumouni Garba, и др. Depistage de la nephropathie dans les syndromes drepanocytaires majeurs chez les patients suivis au Centre national de reference de la drepanocytose de Niamey, Niger. // Nefrologia e terapêutica .-2018.- Jan-05 (Epub 2018 Jan 05)
20. Muratov G. R. et al. Patologia do sistema urinário na população infantil da região de Kharkiv: incidência e alguns factores de risco // Ukrainian Journal of Nephrology and DIALIS. - 2015. - № 3. - P. 21-26.
21. Muthu, V; Ramachandran, R; Nada, R; и др.Clinicopathological Spectrum of Glomerular Diseases in Adolescents: Uma experiência de centro único ao longo de 4 anos. // Revista indiana de nefrologia.-2018.-T.28.-№1.-C.15-20
22. Naber K.G. Eficácia e segurança do medicamento fitoterapêutico Canephron N na prevenção e tratamento de doenças urogenitais e gestacionais: análise da

experiência clínica na Europa Oriental e na Ásia Central // Res. Rep. Urology. - 2013. - Vol. 5. - P. 39-46
23. PeBenitoA.,Nazza L.,Wang C., Li H., Noya- Alarcon O., Contreras M. et al. Prevalência comparativa de Oxalobacter formigenes em três populações humanas. Sci Rep 2019; 9(1): 574. DOI: 10.1038/s41598-018-36670-z
24. Remington J.S. Infectious diseases of the fetus and newborn (Doenças infecciosas do feto e do recém-nascido). 5ª edição Philadelphia: WB Saunders, 2011.
25. Rodríguez-Ortiz, M. E. Magnesium modulates parathyroid hormone secretion and up regulates parathyroid recetor expressions at moderately low calcium concentration / M. E. Rodríguez-Ortiz, A. Canalejo, C. Herencia [et.al.] // Nephrol Dial Transplant. - 2013. - №8. - P. -1-8

26. Sadaf H., Raza S., Hassan S. Papel da microbiota intestinal contra o oxalato de cálcio. Microb Pathog 2017; 109: 287-291. DOI: 10.1016/j.micpath.2017.06.009
27. Saez-Torres C, Grases F, Rodrigo D, et al. Factores de risco para cálculos urinários em crianças saudáveis em idade escolar com e sem história familiar de nefrolitíase. Pediatr Nephrol. 2013; 28:-P. 639-645. [PubMed]
28. Sarica K, Eryildrim B, Yencilek F, Kuyumcuoglu U. Role of over-weight status on stone-forming risk factors in children: a prospective study. Urology. 2009; 73:1003-1007. [PubMed]

29. Sheybani-Deloui, Sepideh; Chi, Lijun; Staite, Marian V; и др.Activated Hedgehog-GLI Signaling Causes Congenital Ureteropelvic Junction Obstruction. // Jornal da Sociedade Americana de Nefrologia.-2018.- Том: 29 Вып.2. -P. 532-544
30. Smith-Bindman R., Moghadassi M., Griffey R.T., Camargo C.A., Bailitz J., Beland M., Miglioretti D.L. Computed Tomography Radiation Dose in Patients with Suspected Urolithiasis // J.A.M.A. Intern. Med. - 2015. - Vol. 29. - P. 2697.
31. Straub M. Et al... Diagnóstico e metafilaxia da doença dos cálculos. Conceito de consenso do Comité Nacional de Trabalho sobre a Doença dos Cálculos para a futura Diretriz Alemã sobre Urolitíase // World JUrol.;23(5):309-
23. doi:10.1007 / S00345-005-0029-Z.Epub 2005 Nov 29.

32. Takei K, Ito H, Masai M, Kotake T. Oral calcium supplement decreases urinary oxalate excretion in patients with enteric hyperoxaluria. Urol Int. 1998. 61(3):192-5.
33. Tall M.W., Brenner B.M., Taal M.W., Brenner B.M. Predizendo o início e a

progressão da doença renal crónica: Desenvolvimento de pontuações de risco renal
// Kidney International. - 2016. - № 70. - P. 1694-1705.

34. Tekin A, Tekgul S, Atsu N, et al. Estudo da etiologia da urolitíase cálcica idiopática em crianças: a hipocitratúria é o fator de risco mais importante. J Urol. 2000; 164:162-165.
35. Trimarchi, Hernan; Barratt, Jonathan; Cattran, Daniel C; и др.Classificação de Oxford da nefropatia por IgA 2016: uma atualização do Grupo de Trabalho de Classificação da Nefropatia por IgA. // Kidney international.- 2017.- Том: 91 Вып. 5 .- С. 1014-1021
36. Turk C., Knoll T., Petrik A. et al. Diretrizes sobre Urolitíase. - Associação Europeia de Urologia, 2013. - 100 p.
37. Verkoelen, C. F. Retenção de cristais na doença dos cálculos renais: um papel crucial para o glicosaminoglicano hialuronano? / J. Am. Soc. Nephrol. - 2006. - № 17(6). -P. 1673-1687.

38. Wesseling-Perry, K. Early skeletal and biochemical alterations in pediatric chronic kidney disease / K. Wesseling-Perry, R. C. Pereira,C. H. Tseng [et.al.] // Clin. J. Am. Soc. Nephrol. - 2012. - № 7(1). - P. 46 -152.
39. Zabeen, Bedowra; Nahar, Jebun; Islam, Nasreen; и др.Risk Factors Associated with Microalbuminuria in Children and Adolescents with Diabetes in Bangladesh. // Revista indiana de endocrinologia e metabolismo.-2018.-T.22. - C.85-88.
40. Zhao C., Yang H., Zhu X., Li Y., Wang N., Han S. et al. As estirpes de bactérias de ácido lático recombinadas com enzimas degradantes de oxalato reduzem a hiperoxalúria. Urology 2018;113:253.e1–253.e7.DOI:10.1016/j.urology.2017.11.038[PubMed]

41. Zverev Ya.F., Zharikov A.Yu., Bryukhanov V.M., Lampatov V.V. Modulyatory oksalatnogo nefrolitiaza. Ingibitory kristallizatsii.// Nefrologiya 2010; 1(14):

ÍNDICE

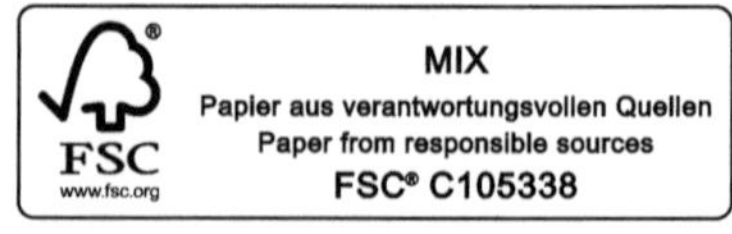

Printed by Books on Demand GmbH, Norderstedt / Germany